Generalisierte Angststörung

Praxis der psychodynamischen Psychotherapie – analytische und tiefenpsychologisch fundierte Psychotherapie

Band 4

Generalisierte Angststörung

von Prof. Dr. Falk Leichsenring und Dr. Simone Salzer

Herausgeber der Reihe:

Prof. Dr. Manfred Beutel, Prof. Dr. Stephan Doering,
Prof. Dr. Falk Leichsenring und Prof. Dr. Günter Reich

Generalisierte Angststörung

von Falk Leichsenring
und Simone Salzer

Unter Mitarbeit von Joachim Biskup, Reinhard Kreische
und Sabine Stein

HOGREFE

GÖTTINGEN · BERN · WIEN · PARIS · OXFORD · PRAG
TORONTO · BOSTON · AMSTERDAM · KOPENHAGEN
STOCKHOLM · FLORENZ · HELSINKI

Prof. Dr. Falk Leichsenring, geb. 1955. Psychologischer Psychotherapeut und Psychoanalytiker. Seit 2007 Professor für Psychotherapieforschung in der Abteilung Psychosomatik und Psychotherapie der Justus Liebig-Universität Gießen.

Dr. Simone Salzer, geb. 1976. Psychologische Psychotherapeutin und Psychoanalytikerin in Ausbildung. Seit 2006 Wissenschaftliche Mitarbeiterin in der Klinik für Psychosomatische Medizin und Psychotherapie der Georg-August-Universität Göttingen.

Bibliografische Information der Deutschen Nationalbibliothek
Die Deutsche Nationalbibliothek verzeichnet diese Publikation in der Deutschen Nationalbibliografie; detaillierte bibliografische Daten sind im Internet über http://dnb.dnb.de abrufbar.

Göttingen • Bern • Wien • Paris • Oxford • Prag • Toronto • Boston
Amsterdam • Kopenhagen • Stockholm • Florenz • Helsinki
Merkelstraße 3, 37085 Göttingen

http://www.hogrefe.de
Aktuelle Informationen • Weitere Titel zum Thema • Ergänzende Materialien

---

Satz: ARThür Grafik-Design & Kunst, Weimar
Druck: Media-Print Informationstechnologie GmbH, Paderborn
Printed in Germany
Auf säurefreiem Papier gedruckt

ISBN 978-3-8017-2305-7

Inhaltsverzeichnis

Einleitung

Angststörungen stellen nach den affektiven Störungen die häufigste Störungsgruppe in der psychotherapeutischen Praxis dar. Hierzu gehören vor allem die Soziale Phobie, die Agoraphobie, die Panikstörung, die Generalisierte Angststörung und die spezifischen Phobien. Traditionell gilt die Verhaltenstherapie bis heute als die Behandlungsform mit der am besten dokumentierten Wirksamkeit. In den letzten Jahren sind jedoch auch psychodynamische Methoden zur Behandlung von Angststörungen entwickelt worden, die sich in empirischen Studien als wirksam erwiesen haben (vgl. Kapitel 3.2). Aus diesem Grund sind sowohl die psychodynamische Therapie als auch die (kognitive) Verhaltenstherapie vom Wissenschaftlichen Beirat Psychotherapie als wirksame Verfahren zur Behandlung von Angststörungen anerkannt worden.

Das hier vorgestellte Manual beschreibt eine psychodynamische Behandlung der Generalisierten Angststörung (vgl. auch Leichsenring, Winkelbach & Leibing, 2005). Es handelt sich um eine Kurzzeittherapie, die für 25 Sitzungen konzipiert ist. Das Vorgehen orientiert sich an den Prinzipien der supportiv-expressiven Therapie (SET) nach Luborsky, die zum besseren Verständnis in Kapitel 3 ausführlich dargestellt werden. Die Interventionsprinzipien lassen sich in supportive (stützende) und expressive (deutende) Interventionen gliedern. Ziel der Behandlung ist es, das zentrale Beziehungskonflikt-Thema (ZBKT) zu bestimmen, das mit den Symptomen der Generalisierten Angststörung zusammenhängt, dem Patienten darin Einsicht zu vermitteln und ihm einen flexibleren Umgang mit den eigenen Wünschen und im Kontakt mit anderen Personen zu ermöglichen.

Die Wirksamkeit des hier beschriebenen Behandlungskonzepts (vgl. Kapitel 4.3) wurde in einer randomisierten kontrollierten Studie belegt (Leichsenring, Salzer et al., 2009) und auch die längerfristige Stabilität der Behandlungseffekte konnte gezeigt werden (Salzer, Winkelbach et al., 2011).

Zur genauen Veranschaulichung des behandlungstechnischen Vorgehens wird in Kapitel 5 ein ausführliches Fallbeispiel mit Ausschnitten aus der Therapie dargestellt und kommentiert. Anhand der Darstellung des therapeutischen Dialogs werden sowohl die verschiedenen Interventionsprinzipien, als auch ein charakteristischer Verlauf der beschriebenen Behandlung im Detail nachvollziehbar.

Gießen und Göttingen, im Oktober 2013

Falk Leichsenring
Simone Salzer

1 Beschreibung des Störungsbildes

1.1 Symptome

Patienten mit Generalisierter Angststörung leiden unter anhaltender, chronischer Angst, welche nicht an spezifische Situationen oder Objekte gebunden ist. Diese Angst wurde deshalb auch als „frei flottierend" bezeichnet. Häufig befürchten die Betroffenen, sie selbst oder ein Angehöriger könnten erkranken oder verunglücken, oder sie äußern eine Vielzahl von anderen Sorgen und Vorahnungen. Die Generalisierte Angststörung ist verbunden mit einem hohen Anspannungsniveau, verschiedenen motorischen Beschwerden (körperliche Unruhe, Spannungskopfschmerz, Zittern) und Symptomen einer vegetativen Übererregbarkeit wie z.B. Benommenheit, Schwitzen, Tachykardie oder Tachypnoe, Oberbauchbeschwerden, Schwindelgefühl oder Mundtrockenheit (vgl. Leichsenring, Winkelbach & Leibing, 2002).

Merkmale der Generalisierten Angststörung:
– frei flottierende Angst
– Sorge: furchtsame Erwartung
– motorische und vegetative Symptome

1.2 Definition

In den beiden Klassifikationssystemen DSM-IV (Saß et al., 2003) und ICD-10 (Dilling et al., 2000) finden sich zum Störungsbild der Generalisierten Angststörung unterschiedliche Schwerpunktsetzungen bei vergleichbaren Kriterien. Da sich im kürzlich erschienenen DSM-5 hinsichtlich der diagnostischen Kriterien für die Generalisierte Angststörung keine bedeutsamen Veränderungen ergeben haben (vgl. auch Starcevic & Portman, 2013) und die deutsche Übersetzung des DSM-5 gegenwärtig noch nicht vorliegt, beziehen wir uns im Folgenden weiterhin auf die Version des DSM-IV. Im ICD-10 wird die Generalisierte Angststörung unter den „sonstigen Angststörungen" neben der Panikstörung und den gemischten und nicht näher bezeichneten Angststörungen aufgeführt (ICD-10: F41.1). Ein Unterschied zum DSM-IV (300.02) ist die engere Fassung im ICD-10 (hier: Diagnostische Kriterien für Forschung und Praxis), welche anderen Störungen (depressive Episode, phobische Störung, Panikstörung, Zwangsstörung) Priorität einräumt. Eine kritische Diskussion der Klassifikation und einen Vergleich der Kriterien geben Rickels und Rynn (2001). In Tabelle 1 sind zunächst die diagnostischen Kriterien von ICD-10 und DSM-IV aufgeführt.

Die Generalisierte Angststörung wurde 1980 zunächst als Restdiagnose zu den anderen Angststörungen eingeführt und aufgrund geringer Interrater-

Tabelle 1: Diagnostische Kriterien der Generalisierten Angststörung

300.02 DSM-IV (Saß et al., 2003)	**F41.1 ICD-10** (Dilling et al., 2000)
A. Übermäßige Angst und Sorgen (furchtsame Erwartungen) bezüglich mehrerer Ereignisse oder Tätigkeiten, die mindestens über 6 Monate hinweg an der Mehrzahl der Tage auftraten.	A. Ein Zeitraum von mindestens 6 Monaten mit vorherrschender Anspannung, Besorgnis und Befürchtungen in Bezug auf alltägliche Ereignisse und Probleme.
B. Die Person hat Schwierigkeiten, die Sorgen zu kontrollieren.	B. Mindestens vier Symptome der unten angegebenen Liste, davon eins von den Symptomen 1. bis 4. müssen vorliegen:
C. Angst und Sorgen sind mit mindestens 3 der folgenden 6 Symptome verbunden, wobei zumindest einige der Symptome in den vergangenen 6 Monaten an der Mehrzahl der Tage auftraten: 1. Ruhelosigkeit, 2. leichte Ermüdbarkeit, 3. Konzentrationsschwierigkeiten oder Leere im Kopf, 4. Reizbarkeit, 5. Muskelspannung, 6. Schlafstörungen (Ein- oder Durchschlafschwierigkeiten, unruhiger, nicht erholsamer Schlaf).	*Vegetative Symptome:* 1. Palpitationen, Herzklopfen oder erhöhte Herzfrequenz, 2. Schweißausbrüche, 3. fein- oder grobschlägiger Tremor, 4. Mundtrockenheit (nicht infolge Medikation oder Exsikkose). *Symptome, die Thorax und Abdomen betreffen:* 5. Atembeschwerden, 6. Beklemmungsgefühl, 7. Thoraxschmerzen und -missempfindungen, 8. Nausea oder abdominelle Missempfindungen (z. B. Kribbeln im Magen).
D. Angst und Sorgen sind nicht auf Merkmale einer anderen Achse-I-Störung beschränkt, z. B. die Angst und Sorge beziehen sich nicht darauf, eine Panikattacke zu erleiden (wie bei Panikstörung), sich in der Öffentlichkeit zu blamieren (wie bei Sozialer Phobie), verunreinigt zu werden (wie bei Zwangsstörung), eine ernsthafte Krankheit zu haben (wie bei Hypochondrie) etc. und die Angst und Sorge treten nicht ausschließlich im Verlauf einer Posttraumatischen Belastungsstörung auf.	*Psychische Symptome:* 9. Gefühl von Schwindel, Unsicherheit, Schwäche und Benommenheit, 10. Gefühl, die Objekte sind unwirklich (Derealisation) oder man selbst ist weit entfernt oder „nicht wirklich hier" (Depersonalisation), 11. Angst vor Kontrollverlust, verrückt zu werden oder „auszuflippen", 12. Angst zu sterben.
E. Angst, Sorgen oder körperliche Symptome verursachen in klinisch bedeutsamer Weise Leiden oder Beeinträchtigungen in sozialen, beruflichen oder anderen wichtigen Funktionsbereichen.	*Allgemeine Symptome:* 13. Hitzegefühle oder Kälteschauer, 14. Gefühllosigkeit oder Kribbelgefühle.
F. Das Störungsbild geht nicht auf die direkte körperliche Wirkung einer Substanz (z. B. Droge, Medikament) oder eines medizinischen Krankheitsfaktors (wie z. B. Schilddrüsenüberfunktion) zurück und tritt nicht ausschließlich im Verlauf einer Affektiven Störung, einer Psychotischen Störung oder einer tiefgreifenden Entwicklungsstörung auf.	*Symptome der Anspannung:* 15. Muskelverspannung, akute und chronische Schmerzen, 16. Ruhelosigkeit und Unfähigkeit zum Entspannen, 17. Gefühle von Aufgedrehtsein, Nervosität und psychischer Anspannung, 18. Kloßgefühl im Hals oder Schluckbeschwerden.

Tabelle 1: Fortsetzung

300.02 DSM-IV (Saß et al., 2003)	**F41.1 ICD-10** (Dilling et al., 2000)
	Andere unspezifische Symptome: 19. übertriebene Reaktionen auf kleine Überraschungen oder Erschrecktwerden, 20. Konzentrationsschwierigkeiten, Leeregefühl im Kopf wegen Sorgen oder Angst, 21. anhaltende Reizbarkeit, 22. Einschlafstörungen wegen der Besorgnis. C. Die Störung erfüllt nicht die Kriterien für eine Panikstörung (F41.0), eine phobische Störung (F40.-), eine Zwangsstörung (F42.-) oder eine hypochondrische Störung (F45.2). D. Häufigstes Ausschlußkriterium: Die Störung ist nicht zurückzuführen auf eine organische Krankheit wie eine Hyperthyreose, eine organische psychische Störung (F00–F09) oder auf eine durch psychotrope Substanzen bedingte Störung (F10–F19), z. B. auf einen exzessiven Genuß von amphetamin-ähnlichen Substanzen oder auf einen Benzodiazepinentzug.

Reliabilitäten kontrovers diskutiert. Dies zeigt sich auch in der vergleichsweise engen Definition im ICD-10, die anderen Störungen (depressive Episode, phobische Störung, Panikstörung, Zwangsstörung) Priorität einräumt. Die Eigenständigkeit des Störungsbildes ist jedoch durch die Ergebnisse empirischer Studien hinreichend belegt worden und die Abgrenzung von anderen Angststörungen und Depression anhand des Verlaufs, der Symptomatik und der Inhalte der Ängste zufriedenstellend (Kessler et al., 2001).

Besondere Bedeutung der Sorge bzw. der „ängstlichen Erwartung"

Das DSM-IV (Saß et al., 2003) schreibt der furchtsamen Erwartung oder übermäßigen ängstlichen Sorge („worry") eine besondere Bedeutung zu (vgl. auch Freud, 1894, S. 318). Dies entspricht der klinischen Erfahrung und empirischen Ergebnissen. Die meisten der betroffenen Patienten geben an, sich auch bei geringfügigen Anlässen und ständig, d. h. die meiste Zeit des Tages, zu sorgen. Dabei leiden sie besonders darunter, die Sorgen nicht kontrollieren zu können und sich davon überwältigt zu fühlen. Die Sorge der Patienten mit Generalisierter Angststörung bezieht sich sehr häufig auf interpersonelle Beziehungen (Borkovec et al., 1983). Die hohe Bedeutung interpersoneller Probleme zeigt sich auch in der hohen Komorbidität zwischen der Generalisierten Angststörung und der Sozialen Phobie sowie in gehäuft unsicheren Bindungen bei diesen Patienten (Brown & Barlow, 1992; Eng & Heimberg, 2006).

Darüber hinaus konnte empirisch gezeigt werden, dass sich bei Patienten mit Generalisierter Angststörung verschiedene interpersonale Subtypen finden lassen, die sich hinsichtlich ihres interpersonalen Stils und ihres Therapieoutcomes unterscheiden (Salzer et al., 2008; Salzer et al., 2011).

Fallbeispiel

Die 36-jährige Frau C. leidet unter Eifersucht und starker Angst, dass ihr Mann fremdgehen könne, ihr „weggenommen" wird. Der kleinste Anlass, wie ein Zuspätkommen oder eine Unterhaltung mit einer anderen Frau, genüge schon, um sie in große Angst zu versetzen. Auch mache sie sich oft Sorgen um ihre Kinder (9 und 10 Jahre alt). Als diese klein waren, hatte sie große Angst vor einem plötzlichen Kindstod. Darüber hinaus hat sie täglich Ängste, wenn sie mit ihrem Hund spazieren gehen will. Der sei einmal gebissen worden und sie hat Angst, dies könne wieder passieren oder aber sie könne ihn womöglich nicht kontrollieren. Bei der Arbeit sorgt sie sich häufig, einen Fehler zu machen, was ihr vor zwei Jahren bei hoher Belastung einmal passiert sei.

1.3 Epidemiologie

Lebenszeitprävalenz: 3,6 bis 5,1 %

Prävalenz in Allgemeinarztpraxen: 8 %

Die Generalisierte Angststörung ist neben der Sozialen Phobie die häufigste Angststörung. Schätzungen für die Lebenszeitprävalenz der Generalisierten Angststörung reichen von 3,6 bis 5,1 % (Lieb, Becker & Altamura, 2005). In Allgemeinarztpraxen macht sie – sicherlich auch bedingt durch die oftmals vorwiegend körperlich wahrgenommenen Beschwerden wie Muskelverspannungen, Schmerzen sowie Einschlafstörungen – 8 % der Patientenklientel aus und ist damit die häufigste Angsterkrankung in der Primärversorgung (Wittchen & Hoyer, 2001). Vergleichbar mit anderen Angststörungen scheint die Generalisierte Angststörung bei Frauen häufiger aufzutreten, allerdings haben nur wenige Studien Geschlechtsunterschiede untersucht.

1.4 Verlauf und Prognose

Später Beginn, oft chronischer Verlauf

Im Vergleich mit anderen Angststörungen beginnt die Generalisierte Angststörung später und selten vor dem zweiten Lebensjahrzehnt. Am höchsten ist die Wahrscheinlichkeit einer Erstmanifestation ab dem fünften Lebensjahrzehnt (Lieb et al., 2005). Dabei scheint die Generalisierte Angststörung

Starke psychosoziale Beeinträchtigungen vergleichbar zur Depression

deutlich früher bei Frauen als bei Männern aufzutreten. Die psychosoziale Beeinträchtigung durch die Erkrankung, die sich z. B. in erhöhter Arbeitsunfähigkeit, niedrigerem Beschäftigungsniveau und verringerter Lebensqualität zeigen, sind mit denen anderer Angststörungen und depressiven Störungen vergleichbar (Hoyer et al., 2001).

1.5 Differenzialdiagnose

Genaue Differenzialdiagnostik notwendig

Differenzialdiagnostisch muss die Generalisierte Angststörung vor allem von anderen Angststörungen, einer Zwangsstörung, depressiven Störungen sowie von somatoformen Störungen abgegrenzt werden. Bei der Generalisierten Angststörung stehen – anders als bei den meisten anderen Angststörungen – äußere situations- oder objektgebundene Auslöser weniger im Vordergrund. Dies gilt zwar ebenfalls für die Panikstörung, die für diese Angsterkrankung charakteristischen Panikanfälle sind bei der Generalisierten Angststörung aber eher die Ausnahme. Probleme bestehen besonders in der Abgrenzung von Sorgen im Sinne der Generalisierten Angststörung von Zwangsgedanken bzw. von depressivem Grübeln. Sorgen im Sinne der Generalisierten Angststörung werden realistischer, ich-syntoner und weniger aufdringlich erlebt als Zwangsgedanken, und das Grübeln depressiver Patienten kreist häufiger um eigene Fehler bzw. Schuld und ist vorrangig in einen depressiven Affekt eingebunden (vgl. Hoyer & Becker, 2000). Im Vergleich zur hypochondrischen Störung steht bei der Generalisierten Angststörung die körperliche Gesundheit weniger im Vordergrund. Typischerweise führt eine ärztliche Konsultation zu einer Beruhigung der Sorgen, die sich auf körperliche Beschwerden beziehen. Darüber hinaus beschäftigen sich Patienten mit Generalisierter Angststörung bei krankheitsbezogenen Sorgen auch stärker mit den befürchteten Folgen einer möglichen Erkrankung (z. B. Arbeitsplatzverlust, finanzielle Nöte etc.). Bei der somatoformen Schmerzstörung stehen die erlebten Schmerzen ganz im Zentrum der Beschwerden der Patienten, während Patienten mit Generalisierter Angststörung über Schmerzempfindungen insbesondere im Zusammenhang mit Muskelverspannungen klagen, welche aber nicht die diagnostischen Kriterien einer somatoformen Schmerzstörung erfüllen und eben nur ein Symptom unter vielen ausmachen.

1.6 Komorbidität

Sehr hohe Komorbidität

Ähnlich wie bei anderen Angststörungen ist die Komorbidität mit anderen psychischen Störungen auch für die Generalisierte Angststörung sehr hoch. In manchen Studien wurden bei über 90 % der Betroffenen komorbide Störungen festgestellt (z. B. Lieb et al., 2005). Dabei sind die häufigsten Komorbiditäten depressive Störungen und andere Angststörungen (Wittchen, 2002). Patienten mit „reiner" Generalisierter Angststörung sind demnach eher die Ausnahme. Dies ist insbesondere relevant, da eine Komorbidität gleichzeitig auch Prädiktor für einen schlechteren Verlauf und schlechtere Therapieergebnisse ist. Darüber hinaus senkt insbesondere eine komorbide depressive Störung die Wahrscheinlichkeit, dass die Generalisierte Angststörung korrekt diagnostiziert und behandelt wird (Wittchen, 2002).

1.7 Diagnostische Verfahren und Dokumentationshilfen

Aufgrund der starken Verbreitung, der symptomatischen Überlappung mit anderen Störungsbildern und der hohen Komorbiditätsrate von Angststörungen ist die Diagnosestellung in der Praxis nicht immer einfach und macht eine sorgfältige störungsbezogene Diagnostik erforderlich. Die Genauigkeit der Diagnosestellung kann durch die Verwendung von strukturierten diagnostischen Interviews erhöht werden. Am häufigsten verbreitet sind das *Strukturierte Klinische Interview für DSM-IV-Achse I* (SKID-I; Wittchen, Zaudig & Fydrich, 1997) und das *Diagnostische Interview für psychische Störungen* (DIPS; Schneider & Margraf, 2011). Die Beurteilung der Kriterien setzt ein gewisses Maß an klinischer Erfahrung voraus. Im DIPS werden auch über die reine Diagnosestellung hinausgehende Informationen erhoben, die in der Therapieplanung bzw. Indikationsstellung berücksichtigt werden können. Beide Verfahren sind allerdings an SKID-I und -II orientiert.

Diagnostische Interviews: SKID, DIPS

Zur Erfassung des Schweregrades der Generalisierten Angststörung kann die *Hamilton Anxiety Rating Scale* (HAMA; Hamilton, 1959; dt. Version: Collegium Internationale Psychiatriae Scalarum, 1977) und das Rating der Schwere nach der *Anxiety Disorders Interview Schedule-Revised* (ADIS-R; DiNardo et al., 1993; dt: DIPS; Margraf et al., 1991; Schneider & Margraf, 2011) verwendet werden. Letztere erfolgt auf der Basis des DIPS oder SKID. Zur Selbstbeurteilung des Sich-Sorgens und ihrer Veränderung im Therapieverlauf kann der *Penn-State-Worry Questionnaire* (Meyer et al., 1990) eingesetzt werden. Um das Ausmaß der Angst und ihrer Veränderung zu bestimmen, können das *Beck Anxiety Inventory* (Beck et al., 1988; dt. Version: *Beck Angst-Inventar*; Beck, 2007) und das *State-Trait-Anxiety Inventory* (STAI; Laux et al., 1981) verwendet werden.

Erfassung des Schweregrads: HAMA

Aus psychodynamischer Sicht ist darüber hinaus eine Beurteilung psychodynamisch relevanter Aspekte, insbesondere zu vorherrschenden Konflikten und strukturellen Merkmalen des jeweiligen Patienten, erforderlich (vgl. folgender Abschnitt). Für eine operationalisierte Diagnostik stehen hier z. B.

die Operationalisierte Psychodynamische Diagnostik (OPD; Arbeitskreis OPD, 2001, 2009), das „strukturelle Interview“ (Kernberg, 1988; Buchheim et al., 1987) sowie die Methode des zentralen Beziehungskonflikt-Themas (ZBKT; Luborsky, 1995; Leichsenring & Leibing, 2007a) zur Verfügung.

1.8 Psychodynamische Diagnostik und Indikation

Eine phänomenologische Diagnostik etwa nach ICD-10 oder DSM-IV (vgl. vorheriger Abschnitt) ist zwar auch für eine psychodynamische Therapie sinnvoll, aber für deren Durchführung nicht ausreichend. Aus psychodynamischer Sicht ist zunächst diagnostisch zu klären, ob die Angst überwiegend im Rahmen einer Konfliktpathologie oder im Rahmen einer Strukturpathologie (z. B. bei einer Borderline-Störung) auftritt. Neben der klinischen Methode sind verschiedene Interview- und Ratingverfahren entwickelt worden, die zur Beantwortung dieser Frage hilfreich sind.

OPD

Die *Operationalisierte Psychodynamische Diagnostik* (OPD; Arbeitskreis OPD, 2001, 2009) umfasst eine Konflikt- und eine Strukturachse, außerdem eine Beziehungsachse und eine Achse zum Krankheitserleben. Damit erlaubt die OPD eine Einschätzung im Hinblick auf die Frage, ob eine (Angst-)Symptomatik im Rahmen einer Konflikt- oder Strukturpathologie auftritt. Hieraus leitet sich die Differenzialindikation ab: Der Fokus der Behandlung wird je nachdem schwerpunktmäßig auf die zugrunde liegenden Konflikte bzw. auf die ich-strukturellen Einschränkungen gelegt (Rudolf, 2004; Rudolf & Grande, 2006). Konflikt und Struktur werden hier als komplementäre Erklärungsmuster psychischer Störungen verstanden: die Strukturdiagnostik beschreibt die funktionellen Voraussetzungen, auf deren Basis sich Konflikte entfalten können. Rudolf und Grande (2006) unterscheiden drei Typen von psychischen Störungen: Typ I ist eine überwiegend konfliktbedingte Störung; Typ II eine überwiegend strukturbedingte Störung und Typ III ist eine konfliktbedingte Störung, die durch strukturelle Einschränkungen kompliziert wird (z. B. durch ein mangelhaft entwickeltes steuerndes Objekt).

Strukturelles Interview

Kernberg und Mitarbeiter haben zur differenzialdiagnostischen Unterscheidung zwischen neurotischen, Borderline- und psychotischen Persönlichkeitsorganisationen eine spezielle Form des Interviews entwickelt, das „strukturelle Interview“ (Kernberg, 1988; Buchheim et al., 1987). Es zielt auf die Erfassung der drei „strukturellen Merkmale“: Niveau der Abwehrmechanismen, Ausmaß der Identitätsintegration und Fähigkeit zur Realitätsprüfung.

2 Störungstheorien und Störungsmodelle

Zur ersten Orientierung wird in diesem Kapitel zunächst kurz auf neurobiologische und verhaltenstherapeutische Modelle der Generalisierten Angststörung eingegangen. Ausführlich werden an dieser Stelle anschließend lediglich psychoanalytische Störungsmodelle vorgestellt, da nur diese für das vorliegende Manual besonders relevant sind.

2.1 Neurobiologische Modelle der Generalisierten Angststörung

Bezüglich der Generalisierten Angststörung kommen verschiedene Autoren zu dem Ergebnis, dass die neurobiologischen Veränderungen, welche dieser Angsterkrankung zugrunde lägen, noch nicht ausreichend erforscht sind (für eine Übersicht vgl. z. B. Nutt, 2001; Schienle et al., 2011).

Studien zu genetischen Faktoren

Die Befunde aus Studien zur Bedeutung genetischer Faktoren bei Generalisierter Angststörung sind uneinheitlich. Die Ergebnisse einer großen Studie an N = 3.100 Zwillingspaaren (Hettema et al., 2001) sprechen für eine nur geringfügige familiäre Aggregation der Symptome einer Generalisierten Angststörung. In einer weiteren Studie (Hettema et al., 2004) untersuchte diese Arbeitsgruppe über 8.000 Zwillinge und fand eine hohe Korrelation (r = 0.80) hinsichtlich genetischer Merkmale zwischen Generalisierter Angststörung und Neurotizismus (erhoben mit dem Eysenck Personality Questionnaire). Dies legt nahe, dass jene genetischen Faktoren, die individuelle Variationen im Persönlichkeitsmerkmal Neurotizismus beeinflussen, auch jene sind, die für eine Generalisierte Angststörung prädisponieren.

Weitere Studien konzentrieren sich anhand von bildgebenden Verfahren auf strukturelle und neuronale Auffälligkeiten bei Patienten mit Generalisierter Angststörung (z. B. Etkin et al., 2009; Etkin et al., 2010; Paulesu et al., 2010). In diesen Studien konnten ein reduziertes Volumen der Amygdala, Störungen in deren neuronalen Regelkreisläufen sowie Störungen in deren Verbindungen zu anderen Hirnregionen, insbesondere dem anterioren cingulären Cortex, nachgewiesen werden. Die beschriebenen Auffälligkeiten werden mit den Schwierigkeiten dieser Patienten in der Emotionsregulation in Zusammenhang gebracht.

Neurotransmitter: serotonerges und noradrenerges System, GABA

Untersuchungen von Dysfunktionen der Neurotransmittersysteme schließlich verweisen auf das serotonerge und noradrenerge System sowie das Gamma-Aminobuttersäure(GABA)-System, welche bei Angststörungen sowie Depressionen bedeutsam scheinen (Kalueff & Nutt, 2007). Der Ansatz bezüglich des GABA-Systems beruht auf der Entdeckung, dass Benzodiazepine als „Angstlöser“ eingesetzt werden können. GABA ist ein hemmender Neurotransmitter, welcher eine wichtige Rolle bei der Reduktion von Angst spielt. Benzodiazepine scheinen sich nach dem Schlüssel-Schloss-Prinzip an die GABA-Rezeptoren zu binden. Durch diese Bindung wird GABA freigesetzt und die inhibitorische Wirkung verstärkt, sodass sich die Angst reduziert. Es wird angenommen, dass dieses hemmende System bei Patienten mit Generalisierter Angststörung gestört ist und sie ihre Furcht daher schlecht reduzieren und kontrollieren können. Einige Befunde sprechen für eine reduzierte Funktion der Benzodiazepin-Rezeptoren bei diesen Patienten (vgl. Kalueff & Nutt, 2007; Nikolaus et al., 2010; Nutt, 2001).

2.2 Verhaltenstherapeutische Modelle der Generalisierten Angststörung

Bei der Generalisierten Angststörung wird Konditionierungsprozessen in der Ätiologie kaum eine Rolle eingeräumt (Stangier & Leichsenring, 2008). Eine mögliche Erklärung ist, dass negative Ereignisse weniger zu einer Assoziation mit singulären Hinweisreizen, sondern mit einer Vielzahl von Kontextreizen führen. Kognitive Prozesse werden als bedeutsamer angesehen (z. B. der Prozess des Sich-Sorgens bzw. „worrying“).

Kognitives Modell von Dugas et al.

Aus kognitiver Perspektive gibt es einige verschiedene Modelle zur Erklärung einer Generalisierten Angststörung. Im kognitiv-behavioralen Modell von Dugas et al. (1998) beispielsweise wird insbesondere die Intoleranz dieser Patienten gegenüber Unsicherheit betont. Demzufolge nehmen Patienten mit Generalisierter Angststörung in ungewissen oder mehrdeutigen Situationen Informationen anders wahr als Personen, die nicht an dieser Störung leiden. Die Betroffenen reagieren in solchen unsicheren Situationen mit spezifischen Emotionen, Gedanken und Verhaltensweisen. Mehrdeutige Situationen könnten somit die Ursache für ständiges Sich-Sorgen sein und zu den charakteristischen „What-if …?“-Fragen führen (Dugas et al., 1998). Eine weitere wichtige Variable des Modells von Dugas et al. (1998) sind die Überzeugungen der Patienten bezüglich ihrer Sorgen. Eine typische Überzeugung dieser Patienten wäre beispielsweise, dass durch die Sorgen geliebte Menschen beschützt werden können. Treten die erwarteten und gefürchteten Ereignisse nicht ein, wirkt dies wiederum verstärkend auf den Sorgenprozess, da dieser als adäquate Lösung für Schwierigkeiten erlebt wird.

Insbesondere die Arbeitsgruppe um Borkovec hat die Bedeutung der Sorgen im Sinne einer Vermeidung genauer untersucht (Borkovec et al., 2004). Den Autoren zufolge können Sorgen helfen, Stress auf autonomer und physiologischer Ebene zu minimieren (Borkovec et al., 2004). Es konnte gezeigt werden, dass das Sich-Sorgen einen verbal-linguistischen Prozess darstellt und diese Patienten zur verbalen statt zur bildlichen Repräsentation von Situationen neigen. Diese kognitive Aktivität in Form von Sorgen kann dazu dienen, negative geistige Bilder zu vermeiden und somatische Erregung zu unterdrücken (Borkovec & Inz, 1990; Freeston et al., 1996). Die Vermeidung unangenehmer Bilder und somatischer Aktivierung durch kognitive Sorgenprozesse wirkt sich so als negative Verstärkung auf die Störung aus und erhält sie aufrecht.

Vermeidungsfunktion des Sich-Sorgens

Ein weiteres wesentliches kognitives Störungsmodell zur Generalisierten Angststörung ist schließlich das Konzept der Metasorgen von Wells (2005), welches die Bedeutung von Sorgen über den Sorgenprozess betont. Demzufolge werden Angst und Sorge (sog. Typ-I-Sorgen) durch negative Metasorgen (sog. Typ-II Sorgen) wie z. B. die Annahme, die Sorgen seien gefährlich und unkontrollierbar, verstärkt und damit auch aufrechterhalten (Wells, 2005).

Metasorgen

Für einen vertiefenden und vergleichenden Überblick zu kognitiven Störungsmodellen der Generalisierten Angststörung verweisen wir auf Behar et al. (2009).

2.3 Psychodynamische Modelle der Generalisierten Angststörung

2.3.1 Angst und Angststörungen aus psychoanalytischer Sicht

Angst ist ein zentrales Konzept psychoanalytischer und psychodynamischer Theorie und Therapie. In seiner ersten, später aufgegebenen Angsttheorie sah Freud (1895) Angst noch als Korrelat aufgestauter Sexualenergie („toxikologische“ Angsttheorie: „Verdrängung führt zur Angst“, Freud, 1895, S. 42 f.; Zerbe, 1990). In seiner zweiten Angsttheorie (Signaltheorie) ging Freud (1926) dagegen davon aus, dass das Ich (siehe Strukturmodell) auf Gefahren mit einem Angstsignal reagiert (Signalangst; „Angst führt zur Verdrängung “, Zerbe, 1990). So werden Triebimpulse, wenn sie regelmäßig mit aversiven Reaktionen seitens der Bezugspersonen gekoppelt werden, zum Signal für diese aversiven Reaktionen und lösen Angst aus (Reflexbogen, klassische Konditionierung). Die zweite Angsttheorie schließt demnach sowohl die Angst vor sexuellen als auch vor aggressiven Triebimpulsen ein. Als Gefahren beschrieb Freud die Angst vor Objektverlust,

1. Angsttheorie Freuds (toxikologisch): Verdrängung → Angst

2. Angsttheorie Freuds (Signalangst): Angst → Verdrängung

Liebesverlust, Strafe, dem Über-Ich und vor Kastration. Um mit dieser Angst fertig zu werden, werden im nächsten Schritt Abwehrmechanismen eingesetzt. Diese führen dazu, dass der betreffende Triebimpuls unbewusst und die Angst so reduziert wird.

Art der Abwehr → Art des Symptoms

Je nach Art der eingesetzten Abwehrmechanismen entstehen dabei unterschiedliche Symptome („Triebschicksal“): Bei Isolierung vom Affekt entsteht eine Zwangssymptomatik (Zwangsimpuls), bei Projektion und Verschiebung eine phobische Symptomatik (phobischer Modus nach Mentzos, 1992). Das Symptom wird als Kompromiss verstanden zwischen Triebimpuls und Abwehr: Der Triebimpuls ist im Symptom enthalten, aber so entstellt, dass er keine Angst mehr auslöst. Ein Patient mit wiederkehrenden Zwangsimpulsen, der z. B. die aggressive Phantasie hat, jemandem eine brennende Zigarette ins Gesicht zu drücken, empfindet dabei keine Aggression, weil der zugehörige Affekt „abgetrennt“ ist (Isolierung vom Affekt). Er ist erschreckt über die für ihn als fremd erlebten Phantasien. Andererseits ist er über seine Phantasien immer wieder mit seinen aggressiven Impulsen beschäftigt, die in den aggressiven Phantasien teilweise befriedigt werden. Diese Form der Symptomentstehung, bei der das Symptom als Kompromiss zwischen Triebimpuls und Abwehr verstanden wird, wird als *Konflikpathologie* (im Unterschied zur *Strukturpathologie*, s. u.) bezeichnet. In Begriffen des psychoanalytischen Strukturmodells (3-Instanzen-Modell) liegt hier ein Konflikt zwischen Es (sexuelle und/oder aggressive Impulse) auf der einen Seite und Über-Ich (verinnerlichte Normen und Verbote) oder der äußeren Realität auf der anderen Seite zugrunde, zwischen denen das Ich vermittelt. Versagt die Abwehr, weil sie zu schwach ist, die Triebimpulse oder das Über-Ich zu stark sind, so erfolgt ein Angstanfall und das Individuum erlebt Hilflosigkeit. Allerdings wird die Entstehung einer psychischen Symptomatik im Rahmen der psychoanalytischen Theorie nicht allein auf psychische Faktoren reduziert, sondern es wird von einer *Wechselwirkung* (Freuds „Ergänzungsreihe“) von psychischen und biologischen Faktoren ausgegangen (Luborsky, 1995; Miller et al., 2005).

Konflikt-pathologie vs. Struktur-pathologie

In Ergänzung zu den von Freud dargestellten Gefahrensituationen beschrieben Objektbeziehungstheoretiker wie Fairbairn (1952), Melanie Klein (1952/1946) und Kernberg (1983) später weitere prototypische Formen der Angst wie z. B. Vernichtungangst, Verfolgungsangst, Trennungsangst, Verschmelzungsangst und Angst vor Verschlingung. Im Rahmen der Selbstpsychologie beschrieb Kohut (1977) die Angst vor Desintegration des Selbst (Auflösung, Zerfall). Diese Ängste liegen in der Regel eher bei einer Strukturpathologie (s. u.) vor.

Abhängigkeits-Autonomie-Konflikt

Als ein häufiger Konflikt im Rahmen einer Konflikpathologie wird bei Angstpatienten der zwischen Abhängigkeit und Autonomie angesehen, dem Wunsch selbstständig zu sein und der Angst vor damit verbundenen Gefahren. Aus psychodynamischer Sicht handelt es sich dabei um innere Gefahren. Insbesondere für Patienten mit Phobien nimmt König (1981) an, dass diese Patienten befürchten, die eigenen Impulse nicht steuern zu können. Dies hätte fatale soziale Folgen, nämlich wenn sie den eigenen sexuellen und aggressiven Impulsen unkontrolliert nachgegeben würden. Die Angst vor Kontrollverlust ist insofern berechtigt, als dass diese Personen nicht über ein ausreichend entwickeltes internalisiertes „steuerndes Objekt" verfügen (König, 1981). Diese Patienten suchen deshalb in der Außenwelt nach Objekten, die sie steuern, führen und leiten. Gleichzeitig besteht auch immer eine Ambivalenz gegenüber dem steuernden Objekt, z. B. zwischen dem Wunsch, geführt zu werden, und dem Widerwillen, wie ein Kind „an die Hand genommen" zu werden (Konflikt zwischen Abhängigkeit und Autonomie). Für Patienten mit „frei flottierender", d. h. nicht situationsgebundener Angst (v. a. Patienten mit Panikstörung) sieht Mentzos (1992) eine mangelnde Selbst- und Objektkonstanz und die damit einhergehende Angst vor Selbstverlust als zentral an. Mit mangelnder Selbst- und Objektkonstanz (vgl. Hartmanns Aufsatz „The mutual influences in the development of ego and id", 1964) ist gemeint, dass die Patienten keine dauerhaften Vorstellungen von sich selbst und von anderen haben. Dies führt z. B. zu Angstanfällen, wenn ein wichtiges (Sicherheit gebendes) Objekt nicht anwesend ist. Dies erfolgt nach dem Motto „Aus den Augen, aus dem Sinn" analog zu Piagets Konzept der mangelnden Objektpermanenz, aber hier auf der emotionalen Ebene. Ein Objekt, das nicht mehr physisch präsent ist, hat aufgehört zu existieren.

Steuerndes Objekt (König, 1981)

Mangelnde Selbst- und Objektkonstanz bei Patienten mit „frei flottierender" Angst (Mentzos, 1992)

Die Angst vor Selbstverlust wird nach Mentzos (1992) verschoben (Abwehrmechanismus) auf die Angst, dass lebenswichtige körperliche Funktionen (z. B. des Herzens) ausfallen und der Patient sterben müsse. Diese Angst ist konkreter und damit für den Patienten besser zu verstehen als die eigentliche Angst vor Selbstverlust. Hierin besteht die Funktion der Symptomatik, es handelt sich also um einen primären Krankheitsgewinn im Sinne einer Abwehr. Auslösende Situationen für die Angstsymptomatik sind häufig Trennungserlebnisse. Hierbei geht es um Trennungen von Objekten, die steuern und/oder Sicherheit geben (König, 1981; Mentzos, 1992). Bei depressiven Störungen seien dagegen Trennungen von Objekten symptomauslösend, wenn diese Objekte Liebe und Anerkennung (Selbstwert) statt Sicherheit geben (Mentzos, 1992). Trennungsangst hat aber oft bei Angstpatienten noch einen anderen Hintergrund (z. B. Milrod et al., 1997): Angstpatienten befürchten häufig, dass sie das zentrale Objekt zerstören, wenn sie sich trennen und selbstständig werden (Loslösung und Individuation). Für viele Angstpatienten stellen Selbst und Objekt eine symbiotische Einheit dar. Löst sich der Patient ab, werden diese Einheit und das Objekt in seinem Erleben zerstört. So befürchtete etwa eine Patientin mit einer Panikstörung, dass es ihre Mutter, zu der sie eine äußerst problematische und ambivalente Beziehung hatte, nicht überleben würde, wenn sie (die Patientin) ihre eigenen Wege gehen würde. Wünsche nach Loslösung sind daher bei Angstpatienten oft mit Schuldgefühlen verbunden. Die Mutter der genannten Patientin erkrankte an

Angst vor Selbstverlust führt zu Verschiebung: Angst, dass lebenswichtige Körperfunktionen ausfallen

Häufige auslösende Situationen: Trennungserlebnisse

Krebs und vermittelte der Patientin explizit, dass sie an der Erkrankung schuld sei, da sie immer „so böse" zu ihr gewesen sei. Aggressive Impulse, zu denen auch die Wünsche nach Loslösung gehören („böse sein"), waren daher mit der Angst verbunden, der Mutter etwas ganz Schlimmes anzutun sowie mit entsprechenden Schuldgefühlen. Der Grundkonflikt zwischen Abhängigkeit und Autonomie spielt bei vielen Patienten mit einer Panikstörung eine große Rolle, ist aber auch bedeutsam für alle anderen Angststörungen und damit eben auch für die Generalisierte Angststörung. Ein- und derselbe Konflikt kann (phänomenologisch) sehr unterschiedlichen Störungsbildern zugrunde liegen und ist daher nicht auf ein Störungsbild beschränkt.

Unsichere Bindung

Suche nach Sicherheit gebenden Objekten

Bei der Angst vor Trennung setzt die Bindungstheorie (Bowlby, 1975) an. Bowlby betonte die Bedeutung unsicherer Bindung v. a. bei Patienten mit Agoraphobie. Bowlby bezeichnet die Agoraphobie als „Pseudophobie", da ihr nicht die Angst vor Triebimpulsen zugrunde liegen würde, sondern die Angst davor, allein und schutzlos zu sein. Patienten mit Agoraphobie seien daher ständig auf der Suche nach Sicherheit gebenden Objekten. Aber auch für andere Angsstörungen wird heute eine unsichere Bindung angenommen, z. B. für Patienten mit einer Generalisierten Angststörung (Crits-Christoph, Wolf-Palacio, Ficher & Rudick, 1995) oder Patienten mit einer Sozialen Phobie (z. B. Eng et al., 2006). Eine sichere Bindung geht aus psychoanalytischer Sicht mit gut integrierten und stabilen verinnerlichten Selbst- und Objektrepräsentanzen einher (Selbst- und Objektkonstanz, vgl. z. B. Arbeitskreis OPD, 2001, 2009).

Strukturpathologie:
– mangelhaftes steuerndes Objekt
– mangelhafte Objektkonstanz

Bei den in Zusammenhang mit der Objektbeziehungstheorie, der Selbstpsychologie und der Bindungstheorie beschriebenen Ängsten handelt es sich in der Regel nicht um Angst im Sinne des oben beschriebenen Konfliktmodells, sondern um eine als *Strukturpathologie* bezeichnete Störung. Ihr liegt ein Defizit (kein Konflikt) zugrunde, d. h. bestimmte psychische Funktionen (Ich-Funktionen) oder Strukturen (Arbeitskreis OPD, 2001, 2009) sind nicht ausreichend entwickelt. Um spezifische strukturelle Defizite handelt es sich z. B. bei dem oben beschriebenen Mangel an einem „steuernden inneren" Objekt (König, 1981). Auch bei der von Mentzos (1992) beschriebenen mangelhaften Selbst- und Objektkonstanz handelt es sich um eine – allerdings grundlegendere – Strukturpathologie (Arbeitskreis OPD, 2001, 2009; Rudolf, 2004).

2.3.2 Das Modell der Generalisierten Angststörung von Crits-Christoph et al. (1995)

Im Folgenden werden einige für die Generalisierte Angststörung besonders relevante psychodynamische Annahmen dargestellt, die von Crits-Christoph et al. (1995) formuliert wurden. Die Autoren gehen in ihrem psychodynamischen Modell der Generalisierten Angststörung davon aus, dass diese mit unsicheren/konflikthaften Bindungen sowie mit traumatischen Erlebnissen in Verbindung steht. Diese wurden bei Patienten mit Generalisierter Angststörung gehäuft gefunden (z. B. Eng & Heimberg, 2006; Borkovec, 1994). Gefährliche oder traumatische Erlebnisse, die in jeder Phase des Lebens auftreten können, führen nach diesem Modell zu grundlegenden Annahmen über sich selbst und andere.

Integration von traumatischen Ereignissen, ZBKT, maladaptiven Coping-Strategien

Das Modell von Crits-Christoph et al. (1995) integriert sowohl Luborskys (1995) Konzept des zentralen Beziehungskonflikt-Themas (ZBKT) als auch Konzepte von Traumasyndromen und der maladaptiven Coping-/Abwehrstile im Sinne von Horowitz (1986). Grundlegende Annahmen über sich selbst und andere können bei Patienten mit Generalisierter Angststörung um die Frage kreisen, wie sicher es ist, von anderen Liebe, Schutz, Sicherheit oder Stabilität zu bekommen. Diese Annahmen lösen so viel Angst aus, dass sie abgewehrt werden, indem sich die Patienten ständig um weniger ängstigende Dinge des Alltags sorgen. Die eigentlich gefürchteten Inhalte existieren jedoch bewusst oder unbewusst weiter und führen zu repetitiven maladaptiven Beziehungsmustern. Diese Beziehungsmuster sind zyklisch und schaffen am Ende genau die Umstände, die eigentlich gefürchtet wurden (z. B. eine geliebte Person zu verlieren).

Crits-Christoph et al. (1995) gehen davon aus, dass die Angst bei der Generalisierten Angststörung aus multiplen Komponenten besteht: Auf ihrem basalsten Niveau handelt es sich um die Furcht, in zwischenmenschlichen Beziehungen nicht zu bekommen, was man braucht (beispielsweise Unterstützung, Schutz, Anerkennung, Liebe usw.). Diese Angst spiegelt sich in der sogenannten RS-Komponente (Reaktion des Selbst) des zentralen Beziehungskonflikt-Themas (ZBKT) wider (vgl. hierzu näher Kapitel 3.3.1). Die Angst selbst kann fortlaufende Sorgen schaffen; das ständige Sich-Sorgen wird (auch) als eine Abwehr von noch stärker ängstigenden (z. B. traumatischen) Erlebnissen angesehen. Schließlich können schwierige oder traumatische Lebensereignisse Realangst zu der Mischung aus Angst und Abwehr hinzufügen, welche die Patienten aus ihren vergangenen Erlebnissen in die gegenwärtigen Beziehungen einbringen.

Annahme, dass es keinen spezifischen Konflikt für alle Patienten mit Generalisierter Angststörung gibt

Trotz der Befunde zur unsicheren Bindung und zu erlebten Traumata bei diesen Patienten nehmen Crits-Christoph et al. (1995) nicht an, dass es ein einziges spezifisches ZBKT gibt, das für alle Patienten mit Generalisierter Angststörung typisch ist. Die Erfahrungen der individuellen Lebensgeschichte unterscheiden sich in ihrer Art und Schwere und formen die interpersonellen Themen sowie die Auswirkungen von Kindheitserfahrungen und Traumatisierungen. Das Modell von Crits-Christoph et al. (1995) beschränkt damit die Entwicklung der Generalisierten Angststörung auch nicht auf frühe Kindheitserlebnisse.

Fallbeispiel

Die 56-jährige Frau S. leidet unter verschiedenen Ängsten, vor allem unter der Befürchtung, sie könnte ihren Enkelkindern schaden, wenn diese zu Besuch sind. Zum Beispiel könnte sie die Kinder falsch ernähren, so dass diese krank werden: „Ich habe Angst, dass ich dann die Verantwortung angelastet kriege. Ich habe mal ein Tuch aus dem Urlaub für die Kleinen mitgebracht und dann wurden sie krank. Ich hatte Angst, dass ich was Schlimmes eingeschleppt habe und Schuld an ihrem Tod sein könnte." Sie leidet auch unter Ängsten in sozialen Situationen. Die Patientin wird unsicher, wenn sie in Gesellschaft trinkt und fängt an zu zittern. Auch beim Autofahren hat sie Angst und lässt, wenn es irgend geht, ihren Mann fahren. Es könnte jemand ausscheren und ein schwerer Unfall passieren. Sie war eigentlich schon immer eher ängstlich, die Symptomatik ist jedoch seit der Geburt der Enkelkinder deutlich verstärkt.

Biografischer Hintergrund und psychodynamische Überlegungen. Als Frau S. 6 Jahre alt war, suizidierte sich die Großmutter. Etwa zur gleichen Zeit traten bei der Mutter häufig sogenannte Herzprobleme auf und sie galt als lebensbedroht. Aus heutiger Sicht litt sie wahrscheinlich unter einer Panikstörung. Wenn die anderen Familienmitglieder zur Arbeit gingen, wurde die Patientin als junges Mädchen in den folgenden Jahren mit der Mutter zurückgelassen mit dem Auftrag, notfalls einen Arzt zu rufen. Wenn es Steit in der Familie gab, zog sich die Mutter häufig ohne ein Wort zurück und die Patientin fand sie dann in dem Zimmer, in dem sich die Großmutter suizidiert hatte, was ihr große Angst bereitete. Als Frau S. 18 Jahre alt war, erkrankte die Mutter und musste ins Krankenhaus. Die Patientin bekam von der Familie Vorwürfe, dass sie nicht zur Stelle war. Auch um den Vater hatte sie oft Angst, da er beruflich viel allein unterwegs war und nie regelmäßig nach Hause kam. Wiederholt erlitt er Unfälle und brauchte Hilfe. Erst spät löste sich Frau S. von den Eltern, wohnte auch noch verheiratet bei ihnen. Bei ihren eigenen Kindern war sie nicht ängstlich, erst seit sie vom älteren Sohn zur Betreuung der Enkelkinder herangezogen wird, bekommt sie Symptome der Generalisierten Angststörung.

Als parentifiziertes Kind war Frau S. als junges Mädchen mit der „Beaufsichtigung" der Mutter völlig überfordert. Sie konnte sich dem Auftrag nicht entziehen, da sie immer eine traumatische Katastrophe wie bei der Großmutter fürchtete. Dies führte zu Schwierigkeiten in der Autonomieentwicklung und einem mangelnden Zugang zu selbstbehauptenden und aggressiven Impulsen. Diese mussten abgewehrt werden. Angemessene Aufgaben, die sie ohne Druck übernimmt, kann die Patientin heute ohne Angst meistern. Die Beaufsichtigungssituation mit den Enkelkindern stellt vemutlich eine Wiederholung der früheren Situation mit der Mutter dar und wird daher ambivalent erlebt. Sobald sie aber wie manchmal bei den Enkelkindern eigentlich keine Lust hat, lieber die Freizeit genießen würde, sich aber nicht entziehen kann, entsteht Ärger und hilflose Wut. Letztere werden abgewehrt und äußern sich kompromisshaft in den – die Form einer Zwangsbefürchtung annehmenden – Symptomen der Generalisierten Angststörung: Sie bekommt Angst und sorgt sich, dass sie den Enkeln etwas Schlimmes zufügen könnte. Der eigentliche aggressive Impuls bleibt erkennbar. Die Abwehr liegt darin, dass sie den Enkeln nicht „absichtlich" etwas Schlimmes antut, sondern es „passiert". Hierin besteht der primäre Krankheitsgewinn. Diese Sorge erinnert an Zwangsbefürchtungen, welche üblicherweise aber ich-dystoner und aufdringlicher erlebt werden als die Sorge dieser Patientin.

3 Behandlung

3.1 Psychotherapie oder Pharmakotherapie bei Angststörungen?

Medikamentöse Behandlung z. B. mit trizyklischen Antidepressiva, SSRIs, MAO-Hemmer, Benzodiazepine (akuter Anfall)

Zur psychopharmakologischen Behandlung von Angststörungen stehen heute verschiedene Medikamente zur Verfügung, u. a. trizyklische Antidepressiva, Monoaminooxidase-Hemmer (MAO-Hemmer), Betablocker oder selektive Serotonin-Wiederaufnahme-Hemmer (SSRIs). Benzodiazepine können zur Behandlung von akuten Angstanfällen eingesetzt werden. Eine Übersicht zur pharmakologischen Behandlung von Angststörungen findet sich bei Ravindran und Stein (2010). Zur Wirksamkeit der Pharmakotherapie bei Generalisierter Angststörung haben Baldwin et al. (2011) eine aktuelle Metaanalyse vorgelegt, derzufolge sie eine Behandlung mit SSRIs für die wirksamste Pharmakotherapieoption bei dieser Angsterkrankung halten.

Nachteile einer rein medikamentösen Behandlung der Generalisierten Angststörung:
– hohe Rückfallquoten
– zugrundeliegende Konflikte und Defizite werden nicht bearbeitet

Der Einsatz von Psychopharmaka bei Angststörungen ist jedoch umstritten. Eine kritische Auseinandersetzung mit der psychopharmakologischen Behandlung von Angststörungen findet sich z. B. bei Stangier und Leichsenring (2008). Lange Zeit wurde ein großer Prozentsatz der Patienten mit Generalisierter Angststörung ausschließlich psychopharmakologisch behandelt, vor allem mit Benzodiazepinen und Antidepressiva (Wittchen et al., 1994; Woods et al., 1992). Diese prinzipiell wirksame Behandlung ist jedoch mit einer Reihe von Nachteilen verbunden, etwa einer unzureichenden Besserung in einer Subgruppe von Patienten (30 %), einer hohen Rückfallquote von 60 bis 80 % nach einem Jahr, negativen Effekten auf die Entwicklung von Coping-Fähigkeiten, fehlendem Einfluss auf das Kernsymptom der Sorge (Crits-Christoph et al., 1995), Nebenwirkungen und Gefahren von Missbrauch und Abhängigkeit von Benzodiazepinen (vgl. Greenblatt et al., 1993; Rickels et al., 1987) sowie schließlich höheren Abbruchraten bei der Pharmakotherapie im Vergleich zur psychotherapeutischen (hier kognitiv-behaviorale Therapie) Behandlung (vgl. Mitte, 2005). Der psychotherapeutischen Behandlung der Generalisierten Angststörung (sowie auch anderer Angststörungen) kommt daher eine wichtige Rolle zu (Stangier & Leichsenring, 2008).

Auch zur Wirksamkeit der Kombinationsbehandlung von Pharmakotherapie und Psychotherapie bei Angststörungen gibt es einige Befunde. In einer Übersichtsarbeit sprechen sich Otto et al. (2005) gegen die Kombinationsbehandlung als Standardtherapie bei Angststörungen aus. Eine Metaanalyse mit kontrollierten Studien zur Kombination von psychopharmakologischer und kognitiv-verhaltenstherapeutischer Behandlung im Vergleich zu Monotherapien bei Angststörungen führten Foa et al. (2002) durch. Bei Generalisierter Angststörung und Sozialer Phobie fanden sie keine Belege für eine kurz- oder langfristige Überlegenheit der Kombinationsbehandlung gegenüber kognitiver Verhaltenstherapie alleine. Lediglich bei der Panikstörung fand sich in den kurzfristigen Effekten ein Vorteil der Kombination gegenüber kognitiver Verhaltenstherapie, während nach Absetzen der Medikamente eine größere Rückfallrate in der Kombination zu verzeichnen war.

Kombinationsbehandlung ist nicht als Routine-Behandlung zu empfehlen

Bisher liegen wenige Studien zur Kombination von psychodynamischer Therapie und psychopharmakologischer Behandlung vor. In der Studie von Wiborg und Dahl (1996) war eine Kombinationsbehandlung der Panikstörung einer alleinigen psychopharmakologischen Behandlung im Hinblick auf die Vermeidung von Rückfällen überlegen. Bei der Behandlung von Patienten mit Sozialer Angststörung fanden Knijink et al. (2008) signifikant bessere Ergebnisse im primären Outcome-Maß (Clinical Global Impression-Improvement, CGI-I) für die Kombinationsbehandlung von psychodynamischer Gruppentherapie mit Clonazepam im Vergleich zu einer reinen Medikamentenbedingung mit Clonazepam. Insgesamt sind hier weitere Studien erforderlich. Beim jetzigen Stand der Forschung kann die Kombinationsbehandlung nicht als Routinebehandlung empfohlen werden.

Psychotherapie als Behandlung der ersten Wahl

Vor diesem Hintergrund stellen psychotherapeutische Therapieansätze bei Angststörungen grundsätzlich die Behandlung erster Wahl dar. Eine eindeutige Indikation zu alleiniger psychopharmakologischer Behandlung erscheint lediglich dann gegeben, wenn der Patient eine psychotherapeutische Behandlung grundsätzlich ablehnt oder diese aus anderen Gründen nicht möglich ist. Inwieweit für Angststörungen mit schweren komorbiden depressiven Störungen eine Kombination von Psychotherapie mit Antidepressiva indiziert sein könnte, sollten zukünftig systematische empirische Studien klären (Stangier & Leichsenring, 2008).

3.2 Allgemeine Grundlagen psychodynamischer Therapie

Der Begriff „psychodynamische Therapie“ dient als übergreifendes Konzept zur Charakterisierung von Behandlungen, deren Interventionen sich auf einem Kontinuum zwischen den Polen „deutend“ und „stützend“ anordnen lassen (z. B. Gabbard, 2000; Luborsky, 1995; Leichsenring & Leibing, 2007a, b).

Deutende vs. stützende Interventionen

Deutende Interventionen fördern die Einsicht in wiederkehrende Konflikte, die der Symptomatik der Patienten zugrunde liegen und sie aufrechterhalten. Einsicht wird dabei nicht nur einseitig als kognitiver Vorgang, sondern auch als emotionaler Verarbeitungsprozess verstanden (Luborsky, 1995). Eine Deutung macht ein unbewusstes Phänomen bewusst (z. B. „Vielleicht haben Sie ja nicht nur Angst, die Prüfung nicht zu schaffen, sondern auch davor, es sich mit Ihren Kollegen zu verscherzen, wenn Sie so erfolgreich sind?").

Stützende Interventionen stärken Fähigkeiten des Patienten, die entweder aufgrund von akuten Belastungen (z. B. traumatischen Ereignissen) vorübergehend nicht zur Verfügung stehen oder die nicht in ausreichendem Maße entwickelt sind (Strukturpathologie). Supportive Interventionen umfassen auch den Aufbau einer hilfreichen therapeutischen Beziehung, das Erarbeiten von Zielen oder die Stärkung von Ich-Funktionen, wie z. B. Realitätsprüfung oder Impulskontrolle (z. B. Gabbard, 2000).

Je nach Bedarf mehr stützende oder deutende Interventionen

Ratschläge, Lob und Anerkennung markieren den am wenigsten deutenden und am stärksten stützenden Pol des Kontinuums. Als Beispiel für einen Ratschlag kann gelten: „Sie sollten mit Ihren Studienkollegen darüber sprechen, wie Sie sich am besten auf das Examen vorbereiten." Andere Interventionen des „deutend-stützenden Kontinuums", wie z. B. Konfrontieren, Klären oder empathisches Verstehen, liegen zwischen den Polen von Deutung auf der einen Seite und Ratschlägen, Lob und Anerkennung auf der anderen. Die Verwendung von entweder mehr deutenden oder mehr stützenden Interventionen hängt davon ab, was der Patient braucht. Je schwerer gestört ein Patient ist oder je akuter seine Probleme sind, desto mehr supportive und weniger deutende Interventionen sind erforderlich und umgekehrt (z. B. Luborsky, 1995). So brauchen z. B. Borderline-Patienten mehr supportive Interventionen, um ihr Identitätsgefühl, die Realitätsprüfung oder andere Ich-Funktionen aufrechtzuerhalten (Luborsky, 1995). Bei relativ gesunden Patienten in einer akuten Krise oder nach einem traumatischen Ereignis können ebenfalls mehr supportive Interventionen erforderlich sein.

Breites Indikationsspektrum für psychodynamische Psychotherapie

Durch die Möglichkeit, jeweils mehr deutend oder mehr supportiv zu arbeiten, kann ein breites Spektrum von Patienten mit psychodynamischer Psychotherapie behandelt werden.

Psychodynamische Psychotherapie legt großes Gewicht auf den Beziehungsaspekt der Übertragung. Hierin besteht ein zentraler Unterschied zu kognitiv-behavioralen Therapien (Cutler et al., 2004). Übertragung – definiert als die Wiederholung vergangener Erlebnisse in gegenwärtigen interpersonellen Beziehungen – besteht aus Mustern von Erwartungen, Gefühlen und Verhaltensweisen, die aus frühen lebensgeschichtlichen Erfahrungen erwachsen und die die Alltagsrealität und die Alltagsbeziehungen beeinflussen (z. B. Gabbard, 2000; Luborsky, 1995). In der psychodynamischen Psychotherapie wird die Übertragung als eine primäre Quelle des Verstehens und der therapeutischen Veränderung angesehen (Gabbard, 2000; Luborsky, 1995).

Übertragung: Wiederholung vergangener Erlebnisse mit Personen der Gegenwart

Die Rolle der Einsicht wird heute in aktuellen Konzepten psychodynamischer Psychotherapie relativiert: Nicht nur der einsichtsfördernde, sondern auch der Beziehungsaspekt einer Intervention (z. B. nicht nur was ein Therapeut sagt, sondern wie er es sagt), wird als wichtiger Wirkfaktor angesehen (Gabbard & Westen, 2003). Ein Therapeut, der z. B. den aggressiven, sexuellen oder perversen Wunsch eines Patienten empathisch deutet, vermittelt diesem, dass er ihn trotz dieser Wünsche akzeptiert und verbessert so die Fähigkeit des Patienten, diesen Wunsch auszuhalten und selbst zu akzeptieren.

Bedeutung der Einsicht wurde relativiert

Psychodynamische Psychotherapie kann als Kurzzeit- oder als Langzeitbehandlung durchgeführt werden. Psychodynamische Kurzzeittherapie ist zeitbegrenzt, und umfasst üblicherweise 16 bis 30 Sitzungen. Sie ist deshalb mit 25 (plus 5 probatorischen) Sitzungen gut im Rahmen der Psychotherapie-Richtlinie durchführbar. Die Dauer einer psychodynamischen Langzeittherapie reicht von einigen Monaten bis zu mehreren Jahren (Luborsky, 1995; Gabbard, 2000).

Inzwischen sind auch mehrere manualgeleitete Formen psychodynamischer Psychotherapie entwickelt worden (z. B. Clarkin et al., 1999; Horowitz, 1986; Luborsky, 1995; Milrod et al., 1997, 2007; Strupp & Binder, 1993). Die betreffenden Manuale beschreiben die für das jeweilige Modell spezifischen Interventionen und ihre Indikationen. Übersichten über die verschiedenen Modelle psychodynamischer Psychotherapie geben z. B. Barber und Crits-Christoph (1995) oder Messer und Warren (1995). Störungsspezifische Manuale zur Behandlung von Angststörungen sind von Milrod et al. (1997) und Subic-Wrana et al. (2012) für die Panikstörung, von Leichsenring, Beutel und Leibing (2008) für die Soziale Phobie und von Crits-Christoph et al. (1995) für die Generalisierte Angststörung vorgelegt worden.

Das in diesem Band beschriebene manualisierte Vorgehen stellt eine ausführliche und erweiterte Darstellung des Vorgehens dar, wie es von Leichsenring et al. (2005) beschrieben wurde und orientiert sich an den von Crits-Christoph et al. (1995) beschriebenen Prinzipien. Da das vorliegende Manual auf der supportiv-expressiven Therapie (SET) nach Luborsky (1995) basiert, wird zunächst näher auf dieses Konzept eingegangen.

3.3 Die supportiv-expressive Therapie (SET) nach Luborsky

In seinem Standardwerk *Principles of Psychoanalytic Psychotherapy* (Luborsky, 1984; dt. Übersetzung: *Einführung in die analytische Psychotherapie*, Luborsky, 1995) entwickelte Lester Luborsky, der als einer der Pioniere unter den quantitativ empirisch forschenden Psychoanalytikern gelten kann, ein supportiv-expressives Behandlungsmodell psychodynamischer Therapie. Die dort beschriebene supportiv-expressive Therapie (SET) als eine Form der psychoanalytisch orientierten Therapie kann als Kurztherapie, aber auch als Langzeittherapie durchgeführt werden. Eine Übersicht zur SET geben Leichsenring und Leibing (2007a).

3.3.1 Störungsmodell der SET

Zentrales Beziehungskonflikt-Thema (ZBKT)

Die SET geht davon aus, dass psychischen Symptomen intrapsychische und interpersonelle Konflikte zugrunde liegen, sogenannte „zentrale Beziehungskonflikte". Zentrale Beziehungskonflikte werden in Form des zentralen Beziehungskonflikt-Themas (ZBKT) formuliert. Ein ZBKT umfasst drei Komponenten (vgl. folgender Kasten).

Die drei Komponenten des ZBKT
1. Wunsch (W)
2. Reaktion der Objekte auf diesen Wunsch (RO)
3. Reaktion des Selbst auf die Reaktion der Objekte (RS)

Folgendes ZBKT mag als typisches Beispiel für eine Generalisierte Angststörung dienen:
W: Ich wünsche mir jemanden, der mir Sicherheit gibt.
RO: Die anderen sind unzuverlässig.
RS: Ich habe immer Angst, dass meinen Angehörigen etwas Schreckliches passiert.

Die (generalisierte) Angst wird als Selbst-Komponente des ZBKTs (RS) verstanden. In dieser Reaktion des Selbst (RS) auf die erlebte oder befürchtete Reaktion der Objekte (RO) manifestiert sich also die Symptomatik des Patienten.

Das gemeinsam erarbeitete ZBKT von Frau S. (vgl. Fallbeispiel auf Seite 16) lautet folgendermaßen:
W: Ich möchte mein eigenes Leben leben können, etwas für mich tun.
RO: Die anderen haben Probleme, sind bedroht, brauchen mich.

RS: Ich fühle mich überfordert, werde ärgerlich, darf diesen Ärger aber nicht zeigen, bekomme Angst, dass mir die Situation entgleitet und den anderen Schlimmes zustößt.

Grundprinzip in der SET nach Luborsky
Das ZBKT, das den Symptomen zugrunde liegt, wird in der SET durchgearbeitet. Dabei dient das ZBKT als Fokus für die Interventionen des Therapeuten. Der Therapeut richtet seine Aufmerksamkeit darauf, wie sich das ZBKT-Muster des Patienten in drei Beziehungsdimensionen zeigt: in seinen gegenwärtigen Beziehungen, in seinen vergangenen Beziehungen und in seiner Beziehung zum Therapeuten. Die SET unterscheidet sich von anderen Formen psychodynamischer (Kurz-)Therapie durch die Fokussierung auf das ZBKT-Muster.

3.3.2 Allgemeine Ziele der SET

Ziel der SET: Symptome reduzieren durch Verstehen und Durcharbeiten des ZBKTs

Vorrangiges Ziel der SET ist es, das den Symptomen zugrunde liegende ZBKT zu verstehen, dem Patienten Einsicht in dieses ZBKT zu vermitteln und ihm damit einen flexibleren Umgang mit den eigenen Wünschen und im Kontakt mit anderen zu ermöglichen. Das ZBKT bleibt auch nach einer erfolgreichen Therapie erkennbar: Die Wunsch-Komponente (W) ändert sich nicht grundlegend, der Patient entwickelt aber bessere Möglichkeiten (RS), mit den eigenen Wünschen (W) und den Reaktionen der anderen (RO) umzugehen (Levine & Luborsky, 1981; Luborsky, 1995).

3.3.3 Interventionsprinzipien der SET

In der SET wird zwischen *expressiven* (deutenden) und *supportiven* (stützenden, auch entwicklungsfördernden) Interventionsformen unterschieden.

3.3.3.1 Supportive Interventionsprinzipien

Zentrale supportive Komponente: Herstellung einer „hilfreichen Beziehung“

Wie Luborsky (1995) betont, umfassen alle Therapieformen, selbst die deutungsintensivste Psychoanalyse, supportive Aspekte. Dies ist empirisch belegt (Luborsky et al., 1982; Wallerstein, 1989, S. 204). Zentral für den supportiven Anteil der Interventionen ist die Herstellung einer „hilfreichen Beziehung“ (Luborsky, 1976). Freud (1913, S. 474) formulierte dies folgendermaßen:

> Das erste Ziel der Behandlung bleibt, ihn [den Patienten] an die Kur und an die Person des Arztes zu attachieren. … Wenn man ihm ernstes Interesse bezeugt … und gewisse Mißgriffe vermeidet, stellt der Patient ein solches Attachment

selbst her ... Man kann sich diesen ersten Erfolg allerdings verscherzen, wenn man von Anfang an einen anderen Standpunkt einnimmt als den der Einfühlung.

Von Luborsky (1995) wird beschrieben, mit welchen Interventionen eine hilfreiche Beziehung im Erleben des Patienten gefördert werden kann. Er unterscheidet dabei zwei Typen der hilfreichen Beziehung:

Zwei Typen der hilfreichen Beziehung

1. Bei *Typ I* erlebt der Patient den Therapeuten als hilfreich und nimmt diese Hilfe an.
2. Bei *Typ II* arbeiten Therapeut und Patient zusammen in dem Bemühen, dem Patienten zu helfen.

Diesen beiden Beziehungstypen lassen sich verschiedene supportive Interventionen zuordnen, die Luborsky (1995, S. 78–85) in seinem Manual als Prinzipien beschrieben hat.

Für supportive Interventionen vom Typ I benennt Luborsky (1995) sieben zentrale Prinzipien, die dazu beitragen, eine vom Patienten als hilfreich erlebte therapeutische Beziehung zu fördern. Die Prinzipien werden im folgenden Kasten kurz benannt. Anschließend folgt eine etwas genauere Erläuterung, und die Prinzipien werden zumeist auch mit einem Interventionsbeispiel veranschaulicht.

Supportive Interventionen vom Typ I tragen dazu bei, dass die therapeutische Beziehung vom Patienten als hilfreich erlebt wird

Prinzipien der supportiven Interventionen vom Typ I

1. Vermitteln Sie dem Patienten durch Sprache und Verhalten, dass Sie ihn dabei unterstützen, seine Therapieziele zu erreichen.
2. Vermitteln Sie dem Patienten ein Gefühl von Verständnis und Akzeptanz.
3. Entwickeln Sie Sympathie für den Patienten.
4. Helfen Sie dem Patienten dabei, notwendige Abwehrformen und Handlungen beizubehalten, die seine Lebenstüchtigkeit fördern.
5. Vermitteln Sie dem Patienten eine realistische Zuversicht, dass die Therapieziele zu erreichen sind.
6. Anerkennen Sie bei geeigneter Gelegenheit, dass der Patient seinen Therapiezielen schon näher gekommen ist.
7. Regen Sie den Patienten an, seine Gedanken und Gefühle in Zusammenhang mit bestimmten Themen auszudrücken.

Prinzip 1: Vermitteln Sie dem Patienten durch Sprache und Verhalten, dass Sie ihn dabei unterstützen, seine Therapieziele zu erreichen. Als Beispiel für die Umsetzung dieses Prinzips kann die folgende Intervention herangezogen werden: „Zu Beginn der Therapie haben wir die Verringerung Ihrer Ängste als Ziel der Behandlung festgelegt. Wie Sie gerade selbst gesagt haben, sind Ihre Ängste geringer geworden. Daran können wir sehen, dass wir wirklich gemeinsam auf dieses Ziel hinarbeiten."

Prinzip 2: Vermitteln Sie dem Patienten ein Gefühl von Verständnis und Akzeptanz. Dieses Prinzip ist zentral für die Herstellung einer hilfreichen Beziehung und schafft eine wichtige Voraussetzung dafür, dass Patienten zu ihrem Therapeuten ein Vertrauensverhältnis entwickeln können. Freud (1913) empfahl deshalb, wie bereits erwähnt, einen Standpunkt der Einfühlung statt einer moralisierenden Haltung oder dem Beharren auf einer bestimmten Sichtweise. Die Realisierung dieses Prinzips in einer konkreten Intervention könnte so aussehen: „Ich kann verstehen, dass Sie sich in dieser Situation ängstlich fühlten und deshalb mehrfach versuchten, ihre Partnerin telefonisch zu erreichen."

Eine etwas andere Intervention könnte sein: „Es beunruhigte Sie, dass Sie sich in dieser Situation auf sich allein gestellt gefühlt haben. Deshalb haben Sie mehrfach versucht, Ihre Partnerin telefonisch zu erreichen." Diese zweite Interventionsvariante ist eher eine Deutung. Wir haben beide Varianten hier angeführt, um zu verdeutlichen, dass auch Deutungen auf den Patienten supportiv wirken können. Schlesinger (1969) hat darauf hingewiesen, dass eine strikte Abgrenzung von deutenden und supportiven Interventionen kaum möglich ist. Supportiv zu arbeiten sei nicht an eine bestimmte Technik gebunden bzw. schließe umgekehrt nicht die Verwendung anderer Techniken (z. B. von Deutungen) aus. Luborsky (1995, S. 71) schließt sich hier Schlesinger (1969) an. Letztlich ist es der Patient, der entscheidet, ob er etwas als supportiv empfindet (Schlesinger, 1969).

Patient entscheidet, ob Intervention supportiv ist

Prinzip 3: Entwickeln Sie Sympathie für den Patienten. Auch bei Patienten, die einem spontan nicht so sympathisch sind, lässt sich etwas finden, das man mag. Hier geht es also darum, aktiv nach sympathischen Seiten und Eigenschaften des Patienten zu suchen. Zumeist trägt auch das Bemühen, sich in den Patienten und seine Lage einzufühlen dazu bei, Sympathie für sie oder ihn zu entwickeln. Es handelt sich also weniger um eine bestimmte Interventionstechnik, als vielmehr um eine therapeutische Haltung.

Prinzip 4: Helfen Sie dem Patienten dabei, notwendige Abwehrformen und Handlungen beizubehalten, die seine Lebenstüchtigkeit fördern. Dieses Prinzip erinnert den Therapeuten daran, die Ressourcen eines Patienten anzuerkennen und diese weiter zu fördern. In einer Intervention könnte sich dieses Prinzip z. B. folgendermaßen konkret niederschlagen: „Es tut Ihnen offenbar gut, dass Sie überlegen, wie Sie Ihre Prüfung möglichst gut schaffen können."

Prinzip 5: Vermitteln Sie dem Patienten eine realistische Zuversicht, dass die Therapieziele zu erreichen sind. Für den therapeutischen Prozess ist es wichtig und hilfreich, die Zuversicht des Patienten hinsichtlich möglicher Veränderungen und Verbesserungen zu stärken. Dieses Prinzip wird in einer Intervention wie der folgenden konkret umgesetzt: „Ich bin zuversichtlich, dass die zwischen uns besprochenen Therapieziele für Sie auch erreichbar sind."

Prinzip 6: Anerkennen Sie bei geeigneter Gelegenheit, dass der Patient seinen Therapiezielen schon näher gekommen ist. Die Berücksichtigung und Hervorhebung von Therapiefortschritten stärken die Zuversicht und Motivation des Patienten und festigen die therapeutische Beziehung. Das Bemühen des Patienten wird vom Therapeuten so anerkannt. Interventionsbeispiel: „Sie fühlen sich weniger ängstlich als zu Beginn der Therapie. Sie sind Ihrem Therapieziel also etwas näher gekommen."

Prinzip 7: Regen Sie den Patienten an, seine Gedanken und Gefühle in Zusammenhang mit bestimmten Themen auszudrücken. Dies betrifft v. a. Themen, bei denen der Patient sich schwer tut, sie anzusprechen. Ein entsprechendes Interventionsbeispiel könnte so aussehen: „Es könnte hilfreich sein, wenn Sie über die Enttäuschung und Kränkung, die Sie in der Situation erlebt haben, noch ein bisschen ausführlicher sprechen würden."

Bei der bereits erwähnten hilfreichen Beziehung vom Typ II schließlich arbeiten Therapeut und Patient zusammen in dem Bestreben, dem Patienten zu helfen. Zur Förderung dieses Aspekts einer hilfreichen Beziehung formuliert Luborsky fünf Prinzipien zu supportiven Interventionen vom Typ II.

Bei supportiven Interventionen vom Typ II arbeiten Therapeut und Patient zusammen in dem Bestreben, dem Patienten zu helfen

Prinzipien der supportiven Interventionen vom Typ II

1. Fördern Sie ein „Wir-Bündnis".
2. Vermitteln Sie dem Patienten Achtung und Wertschätzung.
3. Vermitteln Sie dem Patienten Anerkennung für seine zunehmende Fähigkeit, die Instrumente der Behandlung ähnlich wie der Therapeut zu benutzen.
4. Weisen Sie auf Erfahrungen hin, die Patient und Therapeut in der Therapie gemeinsam gemacht haben.
5. Beteiligen Sie sich an dem gemeinsamen Bemühen um Verstehen.

„Wir-Bündnis" fördern

Prinzip 1: Fördern Sie ein „Wir-Bündnis". Das Wir-Bündnis kann durch den Therapeuten aktiv gefördert werden, indem beispielsweise die gemeinsame Arbeit von ihm explizit betont wird, z. B.: „Wie wir in der letzten Sitzung herausgefunden haben …" Der Therapeut lässt damit eine Verbundenheit zwischen sich und seinem Patienten erkennen, die als Basis der gemeinsamen Arbeit auf ein Ziel hin dient.

Beachte:

Dies ist natürlich nicht zu verwechseln mit problematischen Aussagen wie: „Wie geht's uns denn heute?"!

Prinzip 2: Vermitteln Sie dem Patienten Achtung und Wertschätzung. Auch bei diesem Prinzip handelt es sich zunächst um eine den Therapeuten charakterisierende innere Haltung, die sich dann im Umgang mit dem Patienten positiv niederschlägt. Gelegentlich kann es günstig sein, eine solche Wertschätzung auch direkt zu artikulieren. Interventionsbeispiel: „Trotz Ihrer starken Ängste ist Ihnen in dieser Situation doch auch Einiges gelungen."

Prinzip 3: Vermitteln Sie dem Patienten Anerkennung für seine zunehmende Fähigkeit, die Instrumente der Behandlung ähnlich wie der Therapeut zu benutzen. Für den Patienten ist es hilfreich und ermutigend, wenn der Therapeut offen anerkennt, dass der Patient eigene Fähigkeiten insbesondere zur Selbstbeobachtung erkennen lässt. Entwickelt oder verbessert der Patient seine Möglichkeiten zu Selbstexploration und Introspektionsfähigkeit und beginnt er, selbstständig Zusammenhänge herzustellen oder Interpretationen vorzunehmen, so wendet er die Instrumente der Therapie selbst an. Dies sollte vom Therapeuten entsprechend benannt und damit auch anerkennend betont werden. Interventionsbeispiel: „Diesmal haben Sie selbst herausgefunden, wie Ihre Angst mit Ihren Beziehungsproblemen zusammenhängt." Von Luborsky (1995, S. 84) stammt das folgende Beispiel: „Sie haben nun erfahren, wie wir in der Therapie arbeiten. Sie und ich, wir verfolgen beide dieselben Vorstellungen und arbeiten mit denselben Grundlagen."[1]

Prinzip 4: Weisen Sie auf Erfahrungen hin, die Patient und Therapeut in der Therapie gemeinsam gemacht haben. Auch dieses Prinzip hebt darauf ab, die Zusammenarbeit zwischen Patient und Therapeut deutlich zu machen und damit die hilfreiche Beziehung weiter zu stärken. Die gemeinsam gemachten Erfahrungen und erzielten Resultate sollten vom Therapeuten gelegentlich in seinen Interventionen aufgegriffen werden. Luborsky (1995, S. 85) erwähnt für die Umsetzung dieses Prinzips ein recht anschauliches Interventionsbeispiel: Therapeut: „Ihnen und mir sind solche Probleme ja bekannt. Es geht um dasselbe Problem, das wir schon in Zusammenhang mit (... ein anderes Ereignis, mit dem beide bereits vertraut sind ...) besprochen haben."

Prinzip 5: Beteiligen Sie sich an dem gemeinsamen Bemühen um Verstehen. Obgleich sich das Verstehen grundsätzlich auf den expressiven Anteil der Behandlung bezieht (vgl. nächster Abschnitt), hat das gemeinsame Bemühen zu verstehen supportiven Charakter. An Interventionen wie den folgenden wird dieses Bemühen des Therapeuten besonders deutlich: „Ich habe Ihre Äußerung jetzt so verstanden, dass Sie sich schnell entmutigt fühlen, wenn Ihr Mann auf Ihren Einwand nicht sogleich reagiert. Habe ich das richtig verstanden oder meinten Sie es anders?"; „Da scheint es dann in der letzten Stunde zwischen uns ein Missverständnis gegeben zu haben. Ich würde das gerne besser verstehen. Können Sie nochmals schildern, wie Sie den Satz gemeint haben?"

Anteil supportiver und expressiver Interventionen variiert

Da der Anteil der supportiven und expressiven Interventionen je nach Bedarf variiert werden kann, können mit der SET leichtere Belastungsreaktionen bis zu schweren Borderline- oder präpsychotischen Störungen behandelt werden (Luborsky, 1995). Bei schwer gestörten Patienten oder aber bei

1 Das ist gleichzeitig ein Beispiel für ein „Wir-Bündnis."

gesünderen Patienten in einer aktuellen Krisensituation ist ein höheres Ausmaß an supportiven Interventionen erforderlich. Hierzu kann auch die Förderung von Ich-Funktionen gehören. Letztere kann sich an verschiedenen Konzepten orientieren, z. B. an Konzepten der Ich-Psychologie (Blanck & Blanck, 1981), der Selbstpsychologie (Kohut, 1973) oder an der psychoanalytisch-interaktionellen Therapie (Heigl-Evers & Streeck, 1985; Streeck, 2006; Streeck & Leichsenring, 2009; Leichsenring, Masuhr et al., 2010). Die SET ist hier offen für verschiedene Interventionstechniken. Im Folgenden werden nun die expressiven Interventionstechniken der SET nach Luborsky (1995) dargestellt.

Supportive Interventionen können auch der Förderung von Ich-Funktionen dienen

3.3.3.2 Expressive (deutende) Behandlungstechniken

Zwei Bereiche der deutenden Interventionen

Bei den expressiven Anteilen der SET handelt es sich um deutende, also Einsicht fördernde Interventionen. Diese lassen sich in zwei Bereiche untergliedern:

1. Zuhören und Verstehen – das ZBKT finden und
2. Intervenieren und erneutes Zuhören.

Grundlage der deutenden Interventionen ist das ZBKT

Grundlage für deutende Interventionen ist das ZBKT, das bei Behandlungsbeginn zunächst von Therapeut und Patient gemeinsam erarbeitet wird. Das Verständnis des ZBKTs ergibt sich aus wiederholt durchlaufenen Zirkeln von Zuhören, Verstehen, Intervenieren und erneutem Zuhören. Für die Phase des Zuhörens sieht das SET-Manual (Luborsky, 1995) die von Freud (1912, S. 377) empfohlene Haltung der „gleichschwebenden Aufmerksamkeit" vor: „Man höre zu und kümmere sich nicht darum, ob man sich etwas merke." Vorannahmen und Hypothesen sollen in dieser Phase beiseite gestellt werden, um unvoreingenommen zuhören zu können und sich offenzuhalten für neue Erfahrungen. In einer zweiten Phase, der des Verstehens, nimmt der Therapeut eine reflexive Haltung ein, beurteilt das Gehörte und bildet Hypothesen über das ZBKT, die Symptomatik und ihren Zusammenhang zum ZBKT. Für das Identifizieren und Verstehen des ZBKT gibt Luborsky (1995) konkrete Empfehlungen, die er wieder in Form von sieben Prinzipien darlegt.

Expressive Behandlungstechniken vom Typ I: Finden des ZBKTs

Prinzipien der expressiven Behandlungstechniken I: Zuhören und Verstehen – das ZBKT finden

1. Verstehen Sie die Symptome im Zusammenhang mit Beziehungen.
2. Achten Sie auf Gefühls- und Stimmungsschwankungen.
3. Formulieren Sie das ZBKT mit der klinischen Methode.
4. Beachten Sie reihum jeden Bereich der Beziehungstriade.
5. Wiederholtes Rückblicken kann das Verstehen erweitern und vertiefen.
6. Betrachten Sie die Symptomatik als eine Form der Problemlösung.
7. Achten Sie darauf, wie der Patient das Verhalten des Therapeuten wahrnimmt.

Prinzip 1: Verstehen Sie die Symptome im Zusammenhang mit Beziehungen. Grundlegend für die SET ist es, sich zunächst klar über die Symptome des Patienten zu werden und diese dann mit seinen Beziehungsproblemen in Zusammenhang zu bringen. Es gilt also, die Symptome des Patienten genau zu erfassen, um sie anschließend vorerst im Sinne innerer Arbeitshypothesen mit seinen zentralen Beziehungsthemen zu verknüpfen.

Verstehe die Symptome in Zusammenhang mit dem ZBKT

Prinzip 2: Achten Sie auf Gefühls- und Stimmungsschwankungen. Gefühls- und Stimmungsschwankungen des Patienten innerhalb der Therapiesitzung können wertvolle Hinweise auf das ZBKT liefern. Dies kann z. B. der Fall sein, wenn ein Patient depressiv reagiert, weil er seinen Wunsch zurückstellt, der Therapeut möge einen Termin verschieben. Oftmals sind diese Gefühls- und Stimmungsschwankungen zunächst an einer Veränderung der Sprechweise, des Blickkontakts oder durch einen Themenwechsel des Patienten erkennbar. Gelingt es, solche Veränderungen zu explorieren, findet sich häufig ein Bezug zum ZBKT. Beim genannten Beispiel solle der Therapeut den Wunsch nach einer Terminverlegung des Patienten erkennen, ohne dass dieser ihn explizit benennen muss. Die zugehörige Wunsch-Komponente (W) des ZBKT könnte lauten: Ich wünsche mir, dass andere meine Bedürfnisse erfüllen, ohne dass ich dies einfordern muss.

Prinzip 3: Formulieren Sie das ZBKT mit der klinischen Methode. In den Erzählungen der Patienten sind Beziehungsepisoden enthalten, die Hinweise auf das ZBKT liefern. Der Therapeut wertet diese Beziehungsepisoden im Hinblick auf das ZBKT aus. Als Erläuterung kann das folgende Beispiel eines Patienten mit Generalisierter Angststörung dienen.

Beziehungsepisoden im Hinblick auf das ZBKT auswerten

Fallbeispiel

Der Patient Herr X. berichtet wiederholt von seiner Angst, die sich in verschiedenen Beziehungskontexten wiederfinden lässt. Erkennbar werden darin auch Zusammenhänge, die Hypothesen zum Entstehen der Angst erlauben. Einige dieser verdichteten Beziehungskontexte, die aus mehreren ausgewählten Sitzungen stammen, werden im Folgenden dargestellt.

Patient: „Es war Frühling, wir Kinder sind raus auf die Wiese und haben uns rumgewälzt in den ersten Sonnenstrahlen, das war schön. Zu Hause war Hausputz und ich wurde bald nach Hause gerufen. Als ich zur Tür reinkam, war da mein Vater. Der hat mich plötzlich mit dem Besenstiel verhauen. Ich hab nur geschrien: „Warum? Warum?“ und da sagt er, ich hätte mich ja erkälten können beim Rumwälzen draußen. Ich hab auch mal Blödsinn gemacht ein andermal, habe fast das Haus angesteckt beim Spielen und da ist nichts passiert. Wenn ich da Strafe gekriegt hätte, das hätte ich verstanden. Aber das andere, das konnte ich nicht einordnen. Und so ist eigentlich auch sein ganzes Verhalten gewesen. Man wusste nie, woran man bei ihm war. Und ich glaube, das ist auch gerade zurzeit wieder mein Problem. Wenn ich auf jemanden zugehen will, etwas will, dann brauche ich richtigen Anlauf. Dann habe ich Angst, die könnten ja ,nein' sagen und was weiß ich nicht. Bin manchmal ganz erstaunt, wenn ich eine positive Antwort kriege und andere auch anerkennen, was ich tue."

Patient: „Ich war denn auch so ein bisschen mit einer Frau zusammen, die Ängste hatte. Die hatte immer gern jemanden in Begleitung. Ich konnte auch so erste Hilfe und Wiederbelebung. Wir waren in einer Gaststätte und sie wollte fotografieren und irgendwie sagt sie aber: ,Mit dem Fotoapparat, das geht hier nicht.' Ich sage: ,Das ist doch Blödsinn, das muss doch gehen.' Sie sagt: ,Nein, mit dem Fotoapparat geht das nicht.' Ich dann: ,Ach, gib mal her!' – ich, der große Techniker – aber tatsächlich, es ging nicht. Und dann habe ich gemerkt, dass sie Recht hatte. Dass sie sich mit ihrem neuen Apparat viel besser auskennt als ich mit meiner alten Kenntnis. Da war ich schweißgebadet, nass geschwitzt, Wasser in den Handflächen und so. Meine Bekannte hat sich dann über mich lustig gemacht, weil ich den Mund so voll genommen hatte."

Patient: „Ich bin aus dem Berufsleben ausgetreten und man hatte mich vorher schon immer bedrängt was für den Ort zu tun, für den Verein. Es stand eine ganze Weile an, dass der erste Vorsitzende des Vereins aus Altersgründen ausscheiden wollte. Da hab ich jetzt gesagt: Okay, ich mach das. Nun habe ich das also übernommen und mir war schon klar, dass das schwierig werden wird. Alles jammert, es wird nichts gemacht. Dann gebe ich den Anstoß, aktiviere das Badmintonspielen wieder, und dann gibt es kein Echo. Und das ist schon blöd, wenn ich mich einbringe, man bei sich selbst derbe Einschnitte macht und die anderen es dann nicht nötig haben zu kommen. Irgendwie hatte ich dann auch Angst vor der nächsten Vereinssitzung."

Patient: „Das Problem ist, dass ich nicht gern Fehler mache. Mein Vater war ja perfekt, weil der keine Fehler gemacht hat. Ich versuche auch keine Fehler zu machen. Mein Yogalehrer predigt Idealismus: Man soll ein ganz hohes ethisches Maß erreichen, einen ganz hohen Standard. Der verhält sich manchmal wie mein Vater. Manchmal ist er ganz anders und manchmal ist er wirklich sehr beherrschend, wie mein Vater: ,Das muss so, nur so ist das richtig.' Wenn du da etwas dagegen sprichst, weil du deinen eigenen Gefühle oder deine eigene Denkweise hast, dann ist das nichts. Daran knabbere ich doch ganz schön. Einerseits möchte ich dieser Lehre folgen, weil ich da einen großen Sinn drin sehe, andererseits muss ich dann doch einsehen, dass ich das Zeug dazu nicht habe. Zwischen Wollen und Können ist eben doch ein Unterschied. Und oft bin ich dann schon vor der Stunde total nervös und unter Druck."

Das Beziehungsthema, das in diesen Episoden am deutlichsten heraussticht, kann als Wunsch in Verbindung mit den Konsequenzen dieses Wunsches formuliert werden. Der Wunsch lautet: „Ich möchte meine

Dinge gut machen und damit Anerkennung finden". Die Konsequenzen lauten: „Die anderen werten mich ab oder lassen mich hängen. Ich gerate unter Druck, mache Fehler und bekomme Angst zu versagen."

Gemeinsam mit dem Patienten wurde daher folgendes ZBKT abgeleitet:
W: Ich möchte meine Dinge gut machen und damit Anerkennung finden.
RO: Aber die anderen werten mich ab oder lassen mich hängen.
RS: Ich bin unter Druck, mache Fehler und bekomme Angst zu versagen.

Alternative Exploration des ZBKTs mithilfe des Beziehungsepisoden-Interviews

Neben der üblichen klinischen Methode (Patienten erzählen lassen und zuhören, explorieren innerhalb der probatorischen Sitzungen usw.) kann das ZBKT auch im Rahmen eines sogenannten Beziehungsepisoden-Interviews (BE-Interview; Luborsky, 1990; auf Deutsch vgl. auch Dahlbender et al., 1993) erhoben werden. Es ist sinnvoll, dieses BE-Interview in der vorausgehenden Sitzung anzukündigen, dies könnte etwa so erfolgen: „In der nächsten Sitzung werden wir zusammen ein Gespräch führen, in dem ich etwas über Ihre Erlebnisse in zwischenmenschlichen Beziehungen erfahren möchte. Für die Therapie hat sich das als sehr nützlich erwiesen."

Beziehungs-episoden-Interview

Der Therapeut gibt dem Patienten zu Beginn des Beziehungsepisoden-Interviews schließlich folgende Instruktion: „Es geht in der heutigen Sitzung um Ihre Beziehungen zu anderen Menschen. Bitte erzählen Sie mir Begebenheiten aus Ihrem Leben, in welchen Sie mit einer anderen Person zu tun hatten. Jede Ihrer Erzählungen sollte einen speziellen Vorfall, eine konkrete Situation oder Szene behandeln, die auf irgendeine Art und Weise für Sie im Positiven oder im Negativen von besonderer Bedeutung gewesen ist. Es sollten Ereignisse mit verschiedenen Personen sein, sowohl aus der Gegenwart als auch aus der Vergangenheit. Bei jeder Begebenheit sagen Sie mir bitte wann und mit wem sie sich ereignete, was Sie in dieser Situation von der anderen Person wünschten oder wollten, was die andere Person sagte oder tat, was Sie selbst sagten oder taten und wie die Geschichte schließlich ausging. Erzählen Sie mir bitte etwa zehn solcher Begebenheiten."

Instruktion durch den Therapeuten

Erfahrungsgemäß ist ein solches Beziehungsepisoden-Interview für die Bestimmung des ZBKTs sehr hilfreich und kann innerhalb von ein bis zwei Sitzungen durchgeführt werden.

Untersuche das ZBKT in der Beziehung
– zum Therapeuten
– zu Figuren außerhalb der Therapie und
– zu Figuren der Vergangenheit

Prinzip 4: Beachten Sie reihum jeden Bereich der Beziehungstriade. Um ein abgerundetes Bild des ZBKT zu erhalten, ist es hilfreich, auf sein Erscheinen in drei Bereichen zu achten: in der aktuellen Beziehung zum Therapeuten, in aktuellen Beziehungen außerhalb der Therapie und in früheren

Beziehungen (besonders zu den Eltern). Gelingt es, das zentrale Beziehungsproblem des Patienten in allen drei Bereichen zu entdecken, wird dessen Relevanz auch für den Patienten besonders gut nachvollziehbar.

Prinzip 5: Wiederholtes Rückblicken kann das Verstehen erweitern und vertiefen. Blickt der Therapeut wiederkehrend auf vergangene Sitzungen zurück, so kann er sein Verständnis des ZBKTs weiter verbessern. Diese Rückblicke können mit oder ohne Supervisor stattfinden, und auch Protokollnotizen können hilfreich sein. Im günstigsten Falle gelingt es dem Therapeuten dadurch, den „roten Faden" der Behandlung mehr und mehr zu erkennen oder auch wiederzufinden. Wichtig dabei ist aber, dass der Blick zurück nicht die Offenheit für aktuelle, neue Entwicklungen und Aspekte verstellt.

Symptomatik als Form der Problemlösung

Prinzip 6: Betrachten Sie die Symptomatik als eine Form der Problemlösung. Sowohl für das Verständnis des Therapeuten als auch des Patienten ist es zentral, die Symptomatik des Patienten als Problemlösungsversuch aufzufassen. Gelingt es, die Symptomatik als Konsequenz (RS: Reaktion-des-Selbst) innerhalb des ZBKT zu identifizieren, können Patient und Therapeut nach alternativen und günstigeren Lösungsmöglichkeiten Ausschau halten.

Fallbeispiel

Ein Beispiel für die Betrachtung der Symptomatik als Konsequenz ist der bereits in Form der RS-Komponente des ZBKT formulierte Satz der Patientin Frau S. (vgl. auch S. 23 oben): „Ich fühle mich überfordert, werde ärgerlich, darf diesen Ärger aber nicht zeigen, bekomme Angst, dass mir die Situation entgleitet."

Hier zeigt sich, dass das Symptom der Angst in einer interpersonellen Konfliktsituation auch eine Problemlösungsfunktion erfüllt. Die Patientin ist hin- und hergerissen zwischen ihrem Wunsch, ihre eigenen Bedürfnisse durchzusetzen, und der Sorge, ihre Angehörigen damit vor den Kopf zu stoßen und also eine Abwendung dieser Personen zu riskieren. Sie löst diesen Konflikt – allerdings suboptimal – indem sie ihre aggressiven Impulse (Wunsch nach Abgrenzung, Ärger) und Phantasien in eine (Zwangs-)Befürchtung umwandelt, nämlich den Enkelkindern „ungewollt" etwas Schlimmes zuzufügen. Sie ist nicht mehr Initiatorin der als zerstörerisch erlebten aggressiven Impulse, sondern das Schlimme „geschieht", ohne dass sie es bewusst will. Hierin besteht für die Patientin die Lösung (Entlastung) des Konflikts (primärer Krankheitsgewinn). Wenn sie dann wegen ihrer Angst die Enkel nicht mehr beaufsichtigen kann, hat sie sich von dieser zeitweise unangenehmen Aufgabe befreit, ohne dass man sie dafür verantwortlich machen kann (sekundärer Krankheitsgewinn). Da diese Lösung nur um den Preis der Angst möglich ist, handelt es sich aber um eine suboptimale Lösung. Anhand der Bearbeitung des ZBKTs wird dies für die Patientin nachvollziehbar.

Prinzip 7: Achten Sie darauf, wie der Patient das Verhalten des Therapeuten wahrnimmt. Es kann zwar angenommen werden, dass sich in den Interpretationen des Patienten bezüglich des Therapeutenverhaltens das ZBKT widerspiegelt; dennoch nehmen viele Patienten die Eigenarten und Verhaltensweisen ihres Therapeuten recht genau und korrekt war. Luborsky (1995, S. 107) empfiehlt daher, dass der Therapeut „... seinen Stimuluswert für die Reaktionen des Patienten immer wieder bedenkt.“ Wichtig ist also, zwischen der Wahrnehmung des Patienten, die korrekt sein kann, und ihrer möglicherweise verzerrten Interpretation zu unterscheiden. So kann erkennbar werden, wie der Patient „... die Dinge auf dem Raster seines jeweiligen Beziehungskonfliktthemas ...“ (Luborsky, 1995, S. 107) wahrnimmt und interpretiert.

Beachte den eigenen Stimuluswert

Ist das ZBKT gefunden, dient es als Fokus für die weiteren Interventionen des Therapeuten. Dabei ist stets das Verhältnis von supportiven und expressiven Interventionen zu berücksichtigen: Deuten und Verstehen (expressiv) ist nur in einer ausreichend supportiven Beziehung möglich. Bezüglich expressiver Interventionen formuliert Luborsky (1995, S. 110–128) schließlich dreizehn weitere Behandlungsprinzipien:

Prinzipien der expressiven Behandlungstechniken II: Intervenieren und erneutes Zuhören

1. Die Interventionen richten sich klar auf eine oder mehrere Komponenten des ZBKTs und stellen gelegentlich einen Bezug zur Symptomatik her.
2. Der Therapeut sollte stets auf das ZBKT achten, um so das Durcharbeiten zu fördern.
3. Der Therapeut sollte damit rechnen, dass der Patient die therapeutische Beziehung im Sinne der Übertragung testet.
4. Es ist wichtig, das ZBKT auch in der Beziehung zwischen Patient und Therapeut anzusprechen.
5. Das ZBKT dient als Fokus.
6. Patienten unterscheiden sich darin, wieviel Einsicht und Durcharbeiten sie brauchen, um ihre Ziele zu erreichen.
7. Eine Intervention ist umso wirkungsvoller, je genauer sie auf die Botschaft (ZBKT) des Patienten abgestimmt ist.
8. Deuten Sie das ZBKT erst, wenn es bewusstseinsnah ist.
9. Die Interventionen des SET-Therapeuten sollten einfach und kurz sein.
10. Bringen Sie Geduld auf, wenn Sie etwas nicht verstehen.
11. Berücksichtigen Sie die verbleibende Zeit in der Sitzung.
12. Beachten Sie Ihre Gegenübertragung und finden Sie heraus, in welcher Beziehung sie zum ZBKT steht.
13. Der Impuls, antitherapeutisch zu intervenieren, bildet eine gute Grundlage für ein Verständnis des Patienten.

Expressive Behandlungstechniken vom Typ II: Fokussieren auf das ZBKT um das Durcharbeiten zu fördern

Die Interventionen auf Komponenten des ZBKTs ausrichten

Gelegentlich einen Zusammenhang zur Symptomatik herstellen

Prinzip 1: Die Interventionen richten sich klar auf eine oder mehrere Komponenten des ZBKTs und stellen gelegentlich einen Bezug zur Symptomatik her. Das ZBKT dient fortan als roter Faden der Behandlung. Das vom Patienten eingebrachte Material sollte an geeigneten Stellen vom Therapeuten mit Komponenten des ZBKTs verknüpft werden. Gelegentlich stellt er dabei auch einen Bezug zur Symptomatik her. Eine solche Intervention könnte beispielsweise so formuliert sein: „Sie wissen nicht genau, wie ihr Kollege auf Sie reagieren wird, wenn Sie etwas von ihm möchten. Das verunsichert Sie und macht Ihnen Angst."

Prinzip 2: Der Therapeut sollte stets auf das ZBKT achten, um so das Durcharbeiten zu fördern. Der Therapeut sollte den Patienten zum Durcharbeiten des ZBKTs in verschiedenen Beziehungen anregen (vgl. auch Freud, 1914). Dabei werden die Anteile des Patienten an diesen Beziehungsproblemen ebenso erörtert, wie auch jene der anderen beteiligten Person(en) berücksichtigt werden. Auch ist es wichtig, Zusammenhänge zwischen verschiedenen Beziehungsproblemen herzustellen und zu verdeutlichen. Im Prozess des Durcharbeitens sollte der Patient Einsicht in die Entstehung des ZBKTs erhalten und schließlich den jeweiligen primären und sekundären Krankheitsgewinn erkennen können. Zu bedenken ist, dass das ZBKT auch nach intensivem Durcharbeiten erkennbar bleibt; der Patient erwirbt aber in einem gut verlaufenen Therapieprozess neue Problemlösungsmöglichkeiten bezüglich seiner Beziehungsschwierigkeiten.

Beziehungstest

Prinzip 3: Der Therapeut sollte damit rechnen, dass der Patient die therapeutische Beziehung im Sinne der Übertragung testet. Im Rahmen der Wiederbelebung seiner Beziehungsprobleme innerhalb der therapeutischen Beziehung testet der Patient die Beziehung zu seinem Therapeuten. Diese Beziehungstests folgen einem unbewussten Plan (vgl. Weiss & Sampson, 1984). Der Therapeut sollte in solchen Situationen eher neutral bleiben, möglichst nicht den zumeist negativen Erwartungen des Patienten entsprechen und ihm den Sinn des Beziehungstests nahebringen. Ein Beispiel für eine hierauf bezogene Intervention könnte etwa lauten: „Sie möchten prüfen, ob ich es aushalte, wenn Sie mich … (loben oder kritisieren oder …)."

Prinzip 4: Es ist wichtig, das ZBKT auch in der Beziehung zwischen Patient und Therapeut anzusprechen. Auch wenn es für Patient und Therapeut besonders schwierig sein kann, die therapeutische Beziehung zu thematisieren, ist es wichtig, das ZBKT auch in der (Übertragungs-)Beziehung zum Therapeuten durchzuarbeiten. Der Therapeut sollte hierzu aktiv anregen und den Patienten dazu ermuntern, dessen zentrale Beziehungsproblematik im Hier und Jetzt der therapeutischen Beziehung zu untersuchen. Beispiel: „Dann haben Sie mich in der letzten Stunde also verändert, irgendwie zurückgezogen erlebt. Vielleicht machen Sie sich ja auch hier bei mir Sorgen darüber, ob Sie mich genervt haben könnten mit Ihrem Wunsch nach einer Terminverlegung?"

Prinzip 5: Das ZBKT dient als Fokus. Es ist wichtig, immer wieder auf das ZBKT zurückzukommen. Auch wenn sich im Behandlungsverlauf weitere, neue Themen ergeben, sollte das ZBKT als Fokus der Behandlung dienen, welcher immer wieder aufgegriffen wird.

ZBKT ist der leitende Fokus!

Prinzip 6: Patienten unterscheiden sich darin, wieviel Einsicht und Durcharbeiten sie brauchen, um ihre Ziele zu erreichen. Mit der Formulierung dieses Prinzips betont Luborsky (1995) im Grunde die generelle Notwendigkeit, genau auf die individuelle Situation des jeweiligen Patienten zu achten. Trotz seines Ansatzes der Manualisierung psychodynamischer Behandlungen hebt er den für den psychotherapeutischen Prozess zentralen Aspekt eines individuellen Vorgehens hervor und erinnert an die Bedeutung interindividueller Differenzen zwischen Patienten, welche der Therapeut sich vergegenwärtigen sollte. Wichtig ist es also, die Behandlungsplanung auf den jeweiligen Patienten abzustimmen (dies ist z. B. mit der Erfassung des individuellen ZBKTs bereits geschehen) und sich im weiteren Vorgehen immer wieder an der aktuellen Situation und den Möglichkeiten eines Patienten zu orientieren. Zu der Frage, wieviel Durcharbeiten bei einem bestimmten Thema notwendig sei, schlägt Luborsky (1995) eine Orientierung einerseits an den Zielvorstellungen (also: Wieviel ist dafür nötig?) und andererseits an der Motivation des Patienten (also: Wieviel lässt die Motivation des Patienten zu?) vor.

Prinzip 7: Eine Intervention ist umso wirkungsvoller, je genauer sie auf die Botschaft (ZBKT) des Patienten abgestimmt ist. Das ZBKT eines Patienten kann als seine Botschaft verstanden werden, die sich in der Therapie an den Therapeuten richtet. Entscheidend ist, wie gut die jeweilige Intervention des Therapeuten, also seine Botschaft an den Patienten, zur jeweiligen Botschaft des Patienten passt (vgl. den sog. „Mitteilungsvergleichstest“; Auerbach & Luborsky, 1968). Die Angemessenheit seiner Interventionen kann ein Therapeut überprüfen, indem er sich drei Fragen stellt: Wie lautet die wesentliche Botschaft des Patienten? Wie lautet meine wesentliche Botschaft als Antwort auf die Botschaft des Patienten? Und schließlich: Wie gut ist meine Intervention auf die Botschaft, also das ZBKT des Patienten, abgestimmt? (vgl. Luborsky, 1995, S. 121 f.). Die therapeutischen Interventionen sind umso wirksamer, je genauer sie den Wunsch, die Reaktionen der Objekte und die Reaktionen des Selbst des Patienten erfassen bzw. berücksichtigen.

Interventionen sind umso wirksamer, je genauer sie das ZBKT treffen

Prinzip 8: Deuten Sie das ZBKT erst, wenn es bewusstseinsnah ist. Bei der Frage nach dem geeigneten Zeitpunkt für deutende Interventionen handelt es sich natürlich um eine zentrale Überlegung in psychodynamischen Therapien, die immer wieder neu bedacht werden muss. Grundsätzlich gilt es, das ZBKT erst dann zu deuten, wenn es bewusstseinsnah ist (von der Oberfläche her deuten). Der Therapeut deutet nur so viel, wie der Patient vertragen kann (vgl. auch Wallerstein et al., 1956). Um dieses Prinzip um-

Deuten von der Oberfläche her

setzen zu können, ist es notwendig, sich ein möglichst genaues Bild von der Situation des jeweiligen Patienten (z. B.: Wieviel weiß der Patient bereits? Was wurde bislang erarbeitet?) und auch seiner aktuellen Befindlichkeit zu machen. Voraussetzung hierfür ist, dass der Therapeut den Patienten ausreichend kennengelernt hat und eine Einschätzung auch hinsichtlich der individuellen Belastung durch expressive Interventionen vornehmen kann.

Prinzip 9: Die Interventionen des SET-Therapeuten sollten einfach und kurz sein. Der Therapeut sollte seine Interventionen möglichst kurz, einfach und prägnant formulieren. Bei längeren Interventionen ist es günstig, diese in verschiedene Elemente zu unterteilen.

Prinzip 10: Bringen Sie Geduld auf, wenn Sie etwas nicht verstehen. Da es zum Wesen des psychotherapeutischen Prozesses gehört, dass sich das Verständnis für Zusammenhänge mit der Zeit entwickelt, benötigt der Therapeut Geduld und auch Zurückhaltung bei deutenden Interventionen. Solange sich kein ausreichendes Verständnis entwickelt hat, sollte der Therapeut keine Deutung geben. Dadurch lernt auch der Patient, geduldig weiterzusuchen und sich durch ein Nichtverstehen nicht sogleich entmutigen zu lassen.

Prinzip 11: Berücksichtigen Sie die verbleibende Zeit in der Sitzung. Interventionen sollten zeitlich abgestimmt sein und die verbleibende Sitzungsdauer berücksichtigen. Als Faustregel empfiehlt Luborsky (1995), in den ersten 5 Minuten zunächst zuzuhören. Die Interventionen des Therapeuten sollten überwiegend in den anschließenden 30 Minuten eingebracht werden. In der letzten Phase der Sitzung schließlich sollten möglichst keine neuen Themen mehr eingeführt werden.

Zuhören mit „gewisser innerer Beteiligung" vs. „eher distanziertes Zuhören"

Prinzip 12: Beachten Sie Ihre Gegenübertragung und finden Sie heraus, in welcher Beziehung sie zum ZBKT steht.[2] Luborsky unterscheidet zwischen einem Zuhören mit „gewisser innerer Beteiligung" sowie einem „eher distanzierten Zuhören" (Luborsky, 1995, S. 127). Er hebt damit die Aufgabe des Therapeuten hervor, im Kontakt mit dem Patienten zwischen einem empathischen Sich-Einfühlen und affektiven Einlassen einerseits und einem distanzierteren Zuhören, Beobachten und Nachdenken andererseits zu oszillieren. Dies ermöglicht dem Therapeuten, sich zum einen affektiv berühren zu lassen, zum anderen Gegenübertragungsgefühle (vgl. das Konzept von konkordanter und komplementärer Identifizierung; Racker, 1970) diagnostisch zu nutzen sowie die therapeutische Beziehung mit ihren Übertragungs- und Gegenübertragungsmanifestationen zu reflektieren. Von

2 Prinzip 12 ist hier gegenüber Luborsky (1995, S. 125) verändert. Dort heißt es „Wie der Gegenübertragung zu begegnen ist." Luborsky versteht die Gegenübertragung offensichtlich nur als Widerstand. Wir verstehen sie dagegen auch als wichtiges Hilfmittel zum Verständnis des Patienten (vgl. z. B. auch Sandler, Dare & Holder, 1986).

Luborsky wird besonders die Notwendigkeit hervorgehoben, nicht in ein Agieren der Gegenübertragung zu geraten. Gelingt es dem Therapeuten, seine Gegenübertragung mit dem ZBKT zu verknüpfen, so vertieft dies sein Verständnis des Patienten und kann ihn auch davor schützen, die negativen Beziehungserwartungen des Patienten unbeabsichtigt zu erfüllen.

Gegenübertragung reflektieren und verstehen

Fallbeispiel

Zu Beginn der Behandlung von Herrn X. (vgl. Fallbeispiel auf S. 29–31) entstand in der Therapeutin immer wieder die Tendenz, den Patienten mit dem für ihn formulierten ZBKT (vgl. S. 31) klein zu machen oder zu entwerten (Einfall der Therapeutin: „Der kriegt aber auch nichts auf die Reihe"), was sich gelegentlich in einem etwas herablassenden Tonfall bemerkbar machte. Die in diesem Einfall und dem eigenen Verhalten manifestierte Gegenübertragung konnte die Therapeutin reflektieren und diagnostisch nutzen; diese entsprach den Erwartungen und Befürchtungen des Patienten hinsichtlich seiner Kontakte zu für ihn bedeutsamen anderen (vgl. RO: Die anderen werten mich ab oder lassen mich hängen.)

Prinzip 13: Der Impuls, antitherapeutisch zu intervenieren, bildet eine gute Grundlage für ein Verständnis des Patienten. Manche Patienten lösen durch ihr Verhalten beim Therapeuten bestimmte aggressive oder auch sexuelle Impulse aus, die antitherapeutischen Charakter hätten, würde der Therapeut ihnen „nachgeben". Diese zunächst oft irritierenden Impulse (beispielsweise der Drang, den Patienten rüde zurechtzuweisen) können im Sinne von „Beinahe-Interventionen" hilfreich sein, indem sie das Verständnis des Therapeuten für den Patienten erleichtern. Solche Impulse entstehen oftmals im Rahmen eines Beziehungstests. So kann ein Patient, der seinen Therapeuten immer wieder entwertend kritisiert, z. B. prüfen wollen, ob dieser sich dafür rächt und feindselig „zurückschlägt".

3.4 Behandlung der Generalisierten Angststörung nach den Prinzipien der SET

Crits-Christoph et al. (1995) haben die SET für die Behandlung der Generalisierten Angststörung angepasst und die Behandlungsprinzipien in einem entsprechenden Manual zusammengestellt. Zunächst werden die zentralen Aspekte für eine psychodynamische Therapie der Generalisierten Angststörung nach Crits-Christoph et al. dargestellt, um anschließend das eigene Vorgehen vorzustellen, das sich auf die Behandlungsprinzipien der supportiv-expressiven Therapie (SET) nach Luborsky (1995) stützt und die von Crits-Christoph et al. (1995) formulierten Aspekte berücksichtigt.

3.4.1 Psychodynamisch relevante Merkmale der Generalisierten Angststörung

Wie oben erläutert, besteht das zentrale Merkmal der Generalisierten Angststörung in einem sich aufschaukelnden und nicht kontrollierbaren Prozess des sich Sorgen-Machens. Freud (1894, S. 318) hat dies zusammen mit den anderen (körperlichen) Symptomen der „Angstneurose“ als „ängstliche Erwartung“ beschrieben. Diese furchtsamen Erwartungen oder Sorgen beziehen sich in einem hohen Maße auf interpersonelle Beziehungen (Beck & Emery, 1981). Auch dies hatte Freud in seiner Beschreibung der Symptomatik der Angstneurose bereits erfasst (1894, S. 318).

„Ängstliche Erwartung“ (Freud) mit starkem Bezug auf interpersonelle Beziehungen

> Eine Frau z. B., die an ängstlicher Erwartung leidet, denkt bei jedem Hustenstoß ihres katarrhalischen Mannes an Influenzapneumonie und sieht im Geiste seinen Leichenzug vorbeiziehen. Wenn sie auf dem Weg nach Hause zwei Personen vor ihrem Haustor zusammenstehend sieht, kann sie sich des Gedankens nicht erwehren, dass eines ihrer Kinder aus dem Fenster gestürzt sei; wenn sie die Glocke läuten hört, so bringt man ihr eine Trauerbotschaft. … Für eine Form der ängstlichen Erwartung, nämlich für die in bezug auf die eigene Gesundheit, kann man den alten Krankheitsnamen Hypochondrie reservieren.

Die hypochondrische Störung nach heutigem Verständnis kann gut von der Diagnose der Generalisierten Angsstörung unterschieden werden (vgl. Kapitel 1.5). Die Beschreibung der Angstneurose durch Freud (1894) ist in Bezug auf das heutige Konzept der Generalisierten Angststörung dennoch überraschend aktuell. Empirische Befunde zeigen außerdem, dass bei Patienten mit Generalisierter Angststörung oft eine unsichere Bindung vorliegt (Eng & Heimberg, 2006). Auch Traumatisierungen sind bei diesen Patienten häufig (Borkovec, 1994).

Wegen der starken interpersonellen Bezüge der Generalisierten Angststörung sehen Crits-Christoph et al. (1995) die SET als besonders geeignet für die Behandlung der Störung an. Weiterhin treten nach Crits-Christoph et al. (1995) in den ZBKTs von Patienten mit Generalisierter Angststörung häufig „primitive“ Wünsche auf. Unter primitiven Wünschen werden frühe prädipale Wünsche verstanden, wie z. B. „Ich möchte jemanden haben, der immer für mich da ist.“

Fallbeispiel

Die Symptomatik von Frau C. wurde bereits auf Seite 5 vorgestellt. Sie leidet vor allem unter Verlustängsten bezüglich ihres Ehemanns und unter Angst um ihre Kinder. Hinsichtlich des biografischen Hintergrundes und ihrer gegenwärtigen Situation sind folgende Aspekte besonders zentral: Die Patientin ist mit zwei älteren Schwestern (2 und 5 Jahre älter) und zwei jüngeren Brüdern (3 und 4 Jahre jünger) aufgewachsen. Der Vater sei einerseits ein Tyrann und sehr eifersüchtig gewesen, andererseits habe er schöne Dinge mit den Kindern unternommen (gesungen, Gitarre gespielt) und sei da gewesen, wenn es Probleme gab. Es gab häufig massive Prügel durch den Vater, der sehr jähzornig und rechthaberisch war. Er hatte schon immer viel getrunken, aber nach der Frührente wurde er Alkoholiker („Quartalssäufer"). In der Familie wurde es kaschiert, die Mutter holte das Bier. Die Mutter ist eine sehr einfache und ängstliche Frau. Sie wurde von der Familie eigentlich nie richtig für voll genommen. Mit den Kindern hatte sie viele Heimlichkeiten vor dem Vater. Die Patientin litt sehr unter dem Vater, und als sie etwa 8 Jahre alt war, hatte sie einen Suizidversuch unternommen. In der Schule war die Patientin recht erfolgreich, machte aber nur den Hauptschulabschluss, da sie wenig Förderung erfuhr. Anschließend machte sie eine Ausbildung zur Verkäuferin. Sie kann ihre eigene Leistungsfähigkeit nur sehr schwer einschätzen.

Es kommt immer wieder zu Auseinandersetzungen mit ihrem Chef oder Kolleginnen, wobei sie sich durchaus durchsetzen kann, aber dann Angst bekommt, geschnitten zu werden. Mit ihrem Mann ist sie seit 15 Jahren zusammen, er ist ein „Netter". Die Frauen mögen ihn und sie hat Angst, ihn zu verlieren. Andererseits wird sie selbst distanzlos, wenn sie Alkohol getrunken hat und findet einen Mann aus der Nachbarschaft sehr attraktiv. Sie traut sich selbst nicht über den Weg, beauftragt ihren Mann, bei Feiern auf sie aufzupassen.

Nach den Erfahrungen in ihrer Familie möchte sie in Harmonie leben. Ihre eigene Impulsivität, die mutmaßlich als massiv bedrohlich erlebt wird, gerade angesichts der fehlenden Impulskontrolle des Vaters, droht diese Harmonie jedoch zu zerstören. Sie projiziert die eigenen Affekte daher in die anderen und hat Angst, dass sie Opfer wird, wo sie doch eher potienzell Täterin ist. So hat sie z. B. Angst, dass ihr Mann fremdgeht, während sie selbst mit anderen Männern knutscht. Auch hat sie Angst, dass ihr Hund gebissen wird, obwohl er selbst ein „Beißer" ist.

Für die Behandlung wurde folgendes ZBKT mit der Patientin erarbeitet:

W: Ich möchte, dass die anderen mit mir in Harmonie und Übereinstimmung leben.

RO: Die anderen sind anders, teilen nicht meine Überzeugungen, verletzen meine Regeln.

RS: Ich bin verunsichert, reagiere heftig und impulsiv, mache mir Vorwürfe und bekomme Angst, will es wieder gut machen.

Anhand dieses ZBKTs wird gut ersichtlich, dass es sich dabei um sehr bewusstseinsnahe und damit für die Patientin zunächst „stimmige" Formulierungen handelt, die im Behandlungsverlauf als gemeinsamer roter Faden dienen können.

3.4.2 Spezifische Therapieelemente bei Generalisierter Angststörung

Hilfreiche Beziehung:
- korrigierende emotionale Erfahrung
- Autonomie respektieren
- Neues ausprobieren

Aus den beschriebenen spezifischen Merkmalen von Patienten mit Generalisierter Angststörung leiten Crits-Christoph und Mitarbeiter spezifische Therapieelemente für die Behandlung der Generalisierten Angststörung mit der SET ab. Aufgrund der oft *unsicheren Bindung* ist nach ihrer Auffassung der *Aufbau einer sicheren, hilfreichen Beziehung* bei Patienten mit Generalisierter Angststörung von besonderer Bedeutung und stellt eine „korrigierende emotionale Erfahrung" dar. Hierbei ist es einerseits wichtig, dem Patienten *Sicherheit* zu bieten, andererseits ist es wichtig, den Patient nicht so festzuhalten, dass er *Angst vor Verschlingung und Identitäts- oder Autonomieverlust* bekommt.

In einer *sicheren Beziehung* schließlich ist es möglich, auch neues Verhalten auszuprobieren. Der *Therapeut ermutigt Patienten* mit Generalisierter Angststörung konkret dazu, *neues Verhalten* auszuprobieren und die *Vermeidung ängstigender Situationen aufzugeben*. Dies entspricht einer Empfehlung Freuds (1919, S. 191). Freud hielt es für unerlässlich, dass Phobiker sich der angstauslösenden Situation aussetzen und ihre Angst bekämpfen.[3] Die auf diese Weise gemachten Erfahrungen stellen das bis dahin vorherrschende ZBKT infrage und ermöglichen dessen Veränderung.

3.4.3 Therapiephasen

Dosis-Wirkungskurve (Howard et al., 1986; Kopta et al., 1994)

Bei der von Crits-Christoph et al. (1995) durchgeführten Therapie der Generalisierten Angststörung handelt es sich um eine Kurztherapie mit 12 Sitzungen. Wir erachten eine solche Dauer für die in ihrer Lebensführung häufig relativ schwer beeinträchtigten Patienten als zu kurz, um befriedigende Therapieergebnisse zu erzielen. Das hier vorgestellte therapeutische Vorgehen umfasst daher maximal 25 Sitzungen (plus 5 probatorische Sitzungen).[4] Die Zahl von 25 Sitzungen ist gewählt worden, weil sie im Rahmen des in Deutschland geltenden Umfangs für Kurztherapien liegt. Im Folgenden wird zunächst auf die Ausgestaltung der probatorischen Sitzungen eingegangen. Anschließend werden der Ablauf und die Interventionsprinzipien der auf 25 Sitzungen angelegten supportiv-expressiven Therapie der Generalisier-

---

3 Entsprechendes forderte Freud auch für die Behandlung von Zwangshandlungen (Freud, 1919, S. 191, 192).

4 Die Ergebnisse der Probit-Analysen von Howard et al. (1986) und Kopta et al. (1994) sprechen dagegen, dass mit nur 12 Sitzungen ein ausreichender Prozentsatz von Patienten mit chronischer Angst klinisch signifikant gebessert werden kann. Erfolgversprechender ist eine Mindestzahl von 25 Sitzungen (Kopta et al., 1994, S. 1012). Auch scheint eine Veränderung im alltäglichen Funktionieren mehr Sitzungen zu erfordern, als eine Veränderung der Angstsymptomatik (Kopta et al., 1994; Howard et al., 1993).

ten Angststörung vorgestellt. Die Therapie lässt sich in drei Phasen unterteilen: in die Anfangsphase (1. bis 13. Sitzung), die mittlere Phase (9. bis 17. Sitzung) und die Abschlussphase (18. bis 25. Sitzung). Im Anhang auf Seite 126 findet sich eine Checkliste zu den wichtigsten Behandlungsschritten und Interventionen, die als Übersicht für die Behandlung dient und im Behandlungsverlauf vom Therapeuten wiederkehrend herangezogen werden kann, um sich über die nächsten anstehenden Schritte zu orientieren.

3.4.3.1 Die probatorischen Sitzungen

Vor dem Beginn der eigentlichen Therapie werden die im Rahmen der Psychotherapie-Richtlinie üblichen fünf probatorischen Sitzungen durchgeführt. Diese dienen zunächst zur Diagnostik, dem Erarbeiten des ZBKTs und enden mit dem Paktgespräch.

Erstgespräch

Die *erste Sitzung* wird als psychodynamisch orientiertes *Erstgespräch* durchgeführt (vgl. z. B. Doering & Schüssler, 2004). In der *zweiten Sitzung* werden die für die Entstehung der Symptomatik relevanten (!) *anamnestischen Daten* erhoben. In der *dritten Sitzung* beginnt der Therapeut, zusammen mit dem Patienten das ZBKT zu erarbeiten. Das Erarbeiten des ZBKTs wird in der *vierten Sitzung* fortgesetzt. Die *fünfte Sitzung* schließlich ist das *Paktgespräch*. Im Paktgespräch wird das Vorgehen erläutert und Vereinbarungen (Grundregel, Termine, Urlaub, ausfallende Sitzungen etc.) werden getroffen. Es ist die Grundlage für das Arbeitsbündnis und für die Entwicklung einer hilfreichen Beziehung. Das Paktgespräch umfasst fünf Komponenten.

ZBKT bestimmen

Paktgespräch

Komponenten des Paktgesprächs
1. der äußere Rahmen
2. die (psychoanalytische) Grundregel
3. Förderung des Arbeitsbündnisses
4. die Therapieziele
5. Hinweis auf ein Bilanzieren

Rahmenvereinbarungen

Der äußere Rahmen. Termine, Dauer der Sitzungen, Frequenz, Kostenübernahme, die Regelung zu abgesagten Sitzungen, Urlaub, Dauer der Therapie und Regelungen für eventuelle Therapieabbrüche werden besprochen und vereinbart.

Die (psychoanalytische) Grundregel. Diese wird in einer modifizierten Form eingeführt. Dem Patienten wird gesagt: „Sie können über alles sprechen", anstatt, wie in der psychoanalytischen Therapie: „Versuchen Sie, alles zu sagen, was Ihnen durch den Kopf geht."

Bei der Förderung des Arbeitsbündnisses nicht zu „neutral" sein

Förderung des Arbeitsbündnisses. Das Arbeitsbündnis wird vom Therapeuten aktiv gefördert. Der Therapeut zeigt sein Interesse am Patienten und lässt sein Bemühen erkennen, diesen empathisch zu verstehen. Hier ist es wichtig, nicht zu „neutral" zu sein.

Die Therapieziele. Im Paktgespräch werden erste vorläufige Ziele erarbeitet und formuliert. Wenn der Patient sich bei den Zielen nur auf seine Angstsymptomatik bezieht, ist es wichtig, aktiv einen Zusammenhang zum ZBKT herzustellen. Dies kann etwa durch Interventionen der folgenden Form vorbereitet werden: „Ich habe jetzt ein Bild von Ihren Symptomen bekommen. Es wäre hilfreich, noch mehr über Sie, Ihre Familie und Ihre Beziehungen zu anderen zu erfahren."

Im nächsten Schritt können dann symptombezogene Ziele mit solchen verbunden werden, die sich auf Beziehungen und das Selbstwertgefühl beziehen. Sie sollten angemessen sein für eine Kurztherapie und keine umfassende Persönlichkeitsveränderung anstreben. Ziele sollten fokalen Charakter haben und in der Sprache des Patienten formuliert sein, z. B.: „Ich kann gut nachvollziehen, dass Ihre Angstsymptome Sie sehr belasten und Sie diese loswerden wollen. Gleichzeitig haben Sie mir auch davon berichtet, dass Sie sich unsicher fühlen in Ihrer Liebesbeziehung und sich von Ihrer Freundin manchmal auf Abstand gehalten fühlen. Ich denke es ist wichtig, Ihre Gefühle in Bezug auf Ihre Beziehung zu klären und zu schauen, ob diese mit Ihren Ängsten zusammenhängen."

Ziele können sich im Laufe der Therapie ändern, wenn der Patient sich sicherer fühlt oder der Widerstand zurückgeht bzw. bearbeitet worden ist. Ein Beispiel: „In den letzten Stunden ist es uns gelungen, besser zu verstehen, was Sie im Kontakt mit Ihrem Vorgesetzten oft so unzufrieden macht und wie Sie dann auf ihn reagieren. Wir haben verstanden, dass Sie in diesen Situationen enttäuscht sind und sich auch über den Chef ärgern, beides aber nicht zeigen. Vielleicht können wir als ein weiteres Ziel hinzunehmen, dieses Muster noch besser zu verstehen und auch herauszufinden, wie Sie mit Ihrer Enttäuschung und Ihrem Ärger künftig umgehen könnten."

Ziele geben Orientierung

Merke:

Ziele dienen grundsätzlich der Orientierung von Patient und Therapeut. Sie sind besonders wichtig bei misstrauischen Patienten und solchen, die Angst vor Abhängigkeit haben. Im Laufe der Therapie schließlich können die formulierten Ziele dazu verwendet werden, den Fortschritt der Therapie zu prüfen: Sind die Ziele erreicht?

Hinweis auf ein Bilanzieren. Bereits im Paktgespräch wird angekündigt, dass zur Mitte der Behandlung eine Sitzung (Zwischenbilanz, vgl. Ausführungen zur 13. Sitzung) sowie vor Beendigung der Therapie zwei bis drei Sitzungen genutzt werden, um über die gemeinsame Arbeit und das Erreichte Bilanz zu ziehen (vgl. Luborsky, 1995, S. 64).

3.4.3.2 Anfangsphase (1. bis 8. Sitzung)

Als Anfangsphase der Behandlung lassen sich die Therapiesitzungen von Sitzung 1 bis 8 bezeichnen. Inhaltlich umfasst dieser Abschnitt die Arbeit an der Festlegung der Therapieziele bis hin zur ersten Bearbeitung des ZBKT.

Festlegung der Ziele

Erste Ziele sind schon im Paktgespräch formuliert worden (vgl. Abschnitt 3.4.3.1). Diese Arbeit wird in der *ersten Therapiesitzung* fortgesetzt, und am Ende der Sitzung werden vorläufige Ziele formuliert. Der Patient bestimmt das Thema der Sitzung. Dies kann die Angstsymptomatik oder ein anderes Thema sein. Der Therapeut versucht, einen Zusammenhang zum ZBKT herzustellen.

Zusammenhang zwischen Angst und ZBKT herstellen

> **Merke:**
> Am Ende der Sitzung sollte ein kurzes Protokoll angefertigt werden. Dieses kann aus wenigen Stichworten bestehen.

Vor Beginn der *zweiten Sitzung* schaut der Therapeut ins Protokoll der ersten Sitzung. Im Laufe der zweiten Therapiesitzung prüft er, welcher Zusammenhang zur vorhergehenden Sitzung besteht. Zusammen mit dem Patienten erarbeitet der Therapeut das ZBKT.

3. bis 8. Sitzung: Der Therapeut schaut weiterhin vor Beginn der Sitzungen in die Protokolle der vorhergehenden Sitzungen und sucht nach Zusammenhängen zur aktuellen Therapiestunde. Er untersucht das ZBKT in den aktuellen Beziehungen, in der Beziehung zum Therapeuten und in der Lebensgeschichte des Patienten.

Protokolle helfen bei der Suche nach Zusammenhängen

3.4.3.3 Mittlere Phase (9. bis 17. Sitzung)

In der *mittleren Therapiephase* wird das ZBKT verfeinert und eine Zwischenbilanz gezogen. Der Therapeut bezieht das ZBKT auf verschiedene Beziehungen im Leben des Patienten und zeigt, wie das ZBKT dort immer wieder aufgetreten ist. Auch in der Beziehung zum Therapeuten wird das Auftreten des ZBKT beobachtet und bearbeitet.

Verfeinern des ZBKTs

> **Zwischenbilanz ziehen:**
> In der *13. Sitzung*, also etwa zur Hälfte der mittleren Therapiephase, ziehen Therapeut und Patient gemeinsam eine *Zwischenbilanz:* Sind die festgelegten Ziele schon erreicht worden?

Grundsätzlich wird die Therapie nur so lange fortgesetzt, bis die vorher festgelegten Ziele erreicht sind. Das kann auch vor der 25. Sitzung sein. Anhand der Zwischenbilanz können Therapiefortschritte identifiziert und benannt werden, es kann aber auch deutlich werden, was (bislang noch) nicht erreicht wurde.

Eventuelle Thematisierung von Traumatisierungen

In dieser Behandlungsphase kann es sein, dass vom Patienten nun auch Traumatisierungen eingebracht werden, oft erfolgt dies zur Halbzeit der Therapie (Crits-Christoph et al., 1995). Traumata stellen keinen spezifischen Fokus der SET dar. Sie werden daraufhin untersucht, wie sie das ZBKT beeinflusst haben. So kann z. B. der Wunsch nach Schutz (W) dadurch frustriert worden sein, dass die Eltern nicht gegen den Missbrauch durch einen Onkel geholfen haben. Was hätte sich der Patient in Bezug auf das Trauma gewünscht (z. B. Angst oder Wut auszudrücken, ernst genommen zu werden)? Die ständigen Sorgen der Patienten mit Generalisierter Angststörung können dazu dienen, die Auseinandersetzung mit noch belastenderen, z. B. traumatischen Erlebnissen zu vermeiden (vgl. auch Borkovec, 1994), d. h. sie können eine Abwehrfunktion haben. Die gefürchteten und abgewehrten Aspekte sind aber weiterhin wirksam, bewusst und unbewusst, und drücken sich in repetitiven maladaptiven Beziehungsmustern aus. Diese Beziehungsmuster verlaufen zyklisch, d. h. in Form einer selbsterfüllenden Prophezeiung. Die SET untersucht sowohl die ZBKT-Muster nach Luborsky als auch die Stress- und Traumasyndrome und ihren maladaptiven Coping- oder Abwehrstil im Sinne von Horowitz (1986).

Notwendig ist es, Patienten mit Generalisierter Angsstörung mit dem Abwehrcharakter des Sich-Sorgens zu konfrontieren und diese Abwehr auch zu deuten, um ihnen so den Zugang zu den abgewehrten Vorstellungen und Affekten zu ermöglichen. Da es sich meist um eine chronifizierte ich-syntone Form der Abwehr handelt, bieten sich hier die psychodynamischen Techniken der Widerstandsanalyse an mit den Schritten des Konfrontierens, Klärens, Deutens und insbesondere des Durcharbeitens (z. B. Greenson, 1981).

Mögliches Vorgehen beim Durcharbeiten der Abwehr:

Hierbei kann es bei manchen Patienten hilfreich sein, das Sich-Sorgen zunächst einmal ich-dyston zu machen, indem der Therapeut sich auf die Seite der Abwehr stellt (vgl. Leichsenring & Salzer, 2013), z. B.: „Sie machen sich so viele Gedanken darüber, dass Ihren Kindern etwas zustoßen könnte. Damit wollen Sie sie vor etwas Schlimmem bewahren. Was kann daran schlecht sein?“ Wenn die Patientin dann auf die sie beeinträchtigenden Seiten des Sich-Sorgens zu sprechen kommt (z. B. „Ich möchte auch mal an etwas anderes denken ...“) hat der Therapeut einen „Fuß in der Tür“ (Therapeut: „Ach so, das Sich-Sorgen hindert Sie auch daran, sich mit anderen Dingen zu beschäftigen ... Was wäre denn, wenn Sie sich nicht so viele Sorgen machen? ... Könnte es nicht auch sein, dass die Sorgen Sie davor bewahren, sich mit Dingen zu beschäftigen, die Ihnen vielleicht noch mehr Angst machen? ... Man sagt ja auch: den Teufel mit dem Beelzebub austreiben ... Fällt Ihnen dazu etwas ein?"). Über die Schritte des Konfrontierens und Klarifizierens wird es dann allmählich möglich, zu dem zu kommen, was die Patienten noch mehr fürchten, d.h. zur Deutung des Abgewehrten. Dies können z.B. die eigenen aggressiven und zerstörerischen Impulse sein oder auch eigene traumatisierende Erfahrungen.

3.4.3.4 Abschlussphase (18. bis 25. Sitzung)

Die Abschlussphase umspannt die 18. bis 25. Therapiesitzung und hat zentrale Bedeutung für die Therapie. In dieser Phase nehmen die Symptome häufig wieder zu, da das ZBKT aktiviert wird durch den antizipierten Verlust des Therapeuten und durch die antizipierte Nichterfüllung des ZBKT-Wunsches (z.B. Sicherheit, Nähe, Versorgung, Unterstützung, Liebe, Akzeptiertwerden zu bekommen).

Der *Beendigung der Therapie* wird in der SET besondere Beachtung geschenkt. Auch bezogen auf diesen Behandlungsabschnitt hat Luborsky (1995) eine gute Darstellung der zentralen Aspekte vorgelegt (Luborsky, 1995, S. 130ff.), die hier zusammenfassend aufgegriffen werden. So betont er zunächst die Notwendigkeit, den *zeitlichen Ablauf und die Beendigung der Therapie rechtzeitig zu thematisieren*, sobald die letzten Sitzungen erreicht werden. Auch empfiehlt er aufmerksam zu sein für Hinweise dazu, ob der *Patient auf die Beendigung der Therapie eingestellt* ist. Dies kann sich beispielsweise an dem Wunsch des Patienten zeigen, die Sitzungen in einem größeren zeitlichen Abstand durchzuführen.

Rechtzeitig das Ende der Therapie ansprechen

Ein Gefühl für ihre Fortschritte können Patienten besonders dann bekommen, wenn der Therapeut *Behandlungsabschnitte* hervorhebt und *„Meilensteine" des Erreichten* benennt.

Ziele, Meilensteine hervorheben

Merke:

Das *Erreichen eines Therapieziels* sollte vom Therapeuten aktiv benannt und damit auch anerkannt werden. Ein Ziel ist dann erreicht, wenn die Symptome und die Beziehungsprobleme verschwinden oder sich deutlich verringern. Hieraus ergeben sich entweder neue Ziele oder die Therapie wird beendet. Dabei ist zu bedenken, dass neue Symptome und Ziele auch auftauchen könnten, um die Therapie nicht beenden zu müssen. Grundsätzlich bedeutet das Ende der Therapie nicht, dass alle Symptome und Beziehungsprobleme gelöst sind oder sein müssten. Das *ZBKT bleibt erkennbar*, der Patient hat aber im Idealfall mehr Spielraum im Umgang damit.

Treten am Ende der Therapie die Symptome wieder auf, so kann dies bedeuten, dass der Patient nicht glaubt, die Fortschritte in Abwesenheit des

Symptome können evtl. wieder zunehmen: Patient „vergisst“ seine Eigenleistung

Therapeuten aufrechterhalten zu können. Er „vergisst“, dass sie durch seine eigene Mitarbeit zustande gekommen sind. Dies kann dem Patienten in einer entsprechenden Intervention vermittelt werden. (Beispiel: „Sie machen sich momentan also wieder mehr Sorgen. Das könnte mit dem Therapieende zusammenhängen, das ja immer näher rückt. Vielleicht ist Ihre Sorge ja, dass Ihnen die erreichten Fortschritte durch die Trennung von mir wieder verloren gehen. Dabei sind Sie doch diejenige, die sich diese Fortschritte im Laufe der Therapie selbst erarbeitet hat.“)

> **Beachte:**
>
> Will der Patient die *Therapie vorzeitig abbrechen*, ist es wichtig, zu reflektieren, welche Gefahr die Therapie für den Patienten bedeutet. Ist der Abbruch nicht abzuwenden, sind noch einige Sitzungen zur Klärung zu nutzen. Dies wurde schon im Paktgespräch vereinbart.

Berücksichtigung von früheren Trennungserfahrungen im Zusammenhang mit Therapieunterbrechungen und Therapieende

Frühere Trennungserfahrungen des Patienten wurden vom Therapeuten bereits im Verlauf der Behandlung berücksichtigt, z. B. im Zusammenhang mit dessen Reaktionen auf Unterbrechungen durch Urlaub, Krankheit oder Fortbildung des Therapeuten. Im Rahmen der Abschlussphase der Therapie ist die Berücksichtigung von früheren Trennungserfahrungen besonders wichtig. Es erleichtert die Beendigung der Behandlung, an die bereits zu früherem Zeitpunkt untersuchten Reaktionen des Patienten auf Unterbrechungen und Trennungerlebnisse zu erinnern, aktuelle Reaktionen des Patienten aufzugreifen und mit dem nahenden Behandlungsende zu verknüpfen.

Äußert der Patient Interesse, *nach Therapieende* auch weiterhin *Kontakt zum Therapeuten* zu halten, so signalisieren Sie dem Patienten, dass Sie Interesse haben, wie es mit ihm weitergegangen ist. Dies geschieht im Rahmen von den letzten zwei Sitzungen, die nach Ende der Therapie als sogenannte „Booster-Sessions“ mit größerem zeitlichem Abstand durchgeführt werden.

Booster-Sessions: Eigenarbeit des Patienten stärken und supervidieren

Die 24. Sitzung wird 4 Wochen nach der 23. Sitzung und die 25. Sitzung 4 Wochen nach der 24. Sitzung durchgeführt. In diesen Sitzungen können die Verbesserungen des Patienten nochmals supervidiert und verstärkt werden. Dabei sollte der Therapeut die eigene Arbeit des Patienten ermutigen und unterstützen, um so die Internalisierung des Therapeuten weiter zu fördern. Rückfälle können erneut mit dem ZBKT in Zusammenhang gebracht und mit dem Verlust des Therapeuten verknüpft werden.

3.4.4 Probleme bei der Durchführung

Bei der Durchführung des beschriebenen Behandlungskonzepts können im Therapieverlauf verschiedene typische Probleme entstehen. So sind manche Patienten mit Generalisierter Angststörung sehr auf ihre Symptome fixiert. Hier ist es bereits bei der Formulierung von Therapiezielen wichtig, die Symptome in Zusammenhang mit wiederkehrenden Beziehungsmustern zu bringen. Wie dies geschehen kann, ist in Abschnitt 3.4.3.1 zu den Therapiezielen bereits erläutert worden.

Starke Fixierung auf die Symptome

Bei Angstpatienten nimmt der Therapeut in der Übertragung häufig die Funktion eines steuernden Objekts ein (König, 1981). Nähert sich die Therapie dem Ende, so bedeutet das für diese Patienten einen drohenden Verlust des steuernden Objekts. Dies kann mit einem Wiederaufflackern der Angstsymptome einhergehen. Auch im Rahmen von Abhängigkeits-Autonomie-Konflikten ist hiermit zu rechnen. Wie im vorherigen Abschnitt zur Beendigung der Therapie bereits beschrieben, glaubt der Patient nicht, dass die Fortschritte in Abwesenheit des Therapeuten anhalten. Er „vergisst", dass sie durch seine eigene Mitarbeit zustande gekommen sind. Dies wird dem Patienten gedeutet und wiederholt mit ihm durchgearbeitet. Wie dargestellt, legt die SET besonderes Gewicht auf die Bearbeitung der Beendigung der Therapie.

Drohender Verlust des steuernden Objekts bei Therapieende

Eine Fortführung der Therapie im Rahmen der Psychotherapie-Richtlinie kann über die hier vorgestellten 25 Sitzungen hinaus erforderlich sein, wenn die Kurzzeittherapie nicht ausgereicht hat, um die Angstsymptome bedeutsam zu verringern. Dies kann insbesondere dann der Fall sein, wenn es sich um eine stark chronifizierte Störung handelt, auch depressive Symptome deutlich ausgeprägt sind oder ein Patient vermehrt unter strukturellen Beeinträchtigungen und Defiziten leidet. Für die weitere Therapie ist dann zu prüfen, welche Gesichtspunkte im Rahmen der Fortführung im Vordergund der therapeutischen Arbeit stehen sollen. Dies kann z. B. ein intensiveres Durcharbeiten des ZBKTs sein, die Behandlung kann aber beispielsweise auch um Therapieelemente erweitert werden, welche auf die Verbesserung struktureller Fertigkeiten (z. B. Verbesserung von Selbst- und Objektwahrnehmung) abzielen.

Fortführung der Therapie

3.4.5 Modifikationen

Das beschriebene Vorgehen ist für psychodynamisch geschulte Psychotherapeuten nach kurzer Einarbeitung relativ leicht anwendbar. Es ist von seinem zeitlichen Rahmen so konzipiert, dass es im Rahmen einer Kurzzeittherapie (im Sinne der Psychotherapie-Richtlinie) eingesetzt werden kann. Zu beachten ist, dass das Manual speziell für Patienten entwickelt wurde, bei denen die Generalisierte Angststörung im Vordergrund der Beschwerden steht. Komorbide psychische Störungen dürfen vorliegen, jedoch gegenwärtig nicht im Vordergrund stehen. Zwar können mit SET auch schwere Störungen wie z. B. Borderline-Störungen behandelt werden (Luborsky, 1995). Für Patienten mit strukturellen Störungen sind jedoch entsprechende Modifikationen erforderlich, die das Schwergewicht auf die supportiven Therapieelemente legen (Luborsky et al., 1995). Auch erfordert die Therapie von Patienten mit ausgeprägten strukturellen Beeinträchtigungen erfahrungsgemäß meist mehr als 25 Sitzungen (vgl. auch Rudolf, 2004).

Therapie je nach individuellem Fokus anpassen

Patienten mit Generalisierter Angststörung und komorbiden psychischen Störungen machen in der Praxis die Mehrzahl aus. Bei diesen Patienten ist das Vorgehen je nach dem gewählten Fokus entsprechend inhaltlich und zeitlich anzupassen. Das Manual beschreibt den idealtypischen Ablauf einer Therapie, von welchem – je nach individueller Besonderheit der Patienten – abgewichen werden kann und sollte. Nach unseren bisherigen praktischen Erfahrungen hat sich das beschriebene Vorgehen gut bewährt. Es ist praktikabel und führt zu deutlichen Verbesserungen in der Symptomatik und in den zugrunde liegenden ZBKTs.

3.4.6 Wirkfaktoren

Luborsky (1995) geht für die SET von drei zentralen Wirkfaktoren aus (vgl. Tab. 2).

Tabelle 2: Zentrale Wirkfaktoren der SET nach Luborsky (1995)

Wirkfaktor	Patientenanteil	Therapeutenanteil
1. Selbsterfahrung und Selbstverständnis (deutende/expressive Komponente)	Der Patient versteht Symptome in Zusammenhang mit dem ZBKT.	Der Therapeut arbeitet das ZBKT und seinen Zusammenhang zu den Symptomen durch.
2. Die hilfreiche Beziehung (supportive Komponente)	Der Patient erlebt den Therapeuten als hilfreich und arbeitet mit ihm auf ein Ziel zu.	Regelmäßige Sitzungen, gemeinsames Arbeiten an den Zielen, einfühlendes Verstehen, Respektieren, Akzeptieren des Patienten.
3. Nachhaltigkeit der Behandlungsfortschritte	Der Patient internalisiert den Therapeuten in seinen hilfreichen Funktionen.	Anleitung zum Durcharbeiten des Behandlungsendes.

Selbsterfahrung und Selbstverständnis

Der erste Faktor *Selbsterfahrung und Selbstverständnis* stellt die expressive Komponente der Behandlung dar und zielt auf die *Einsicht* des Patienten ab. Beide Interaktionspartner tragen wesentlich zu diesem Aspekt bei. Der Patient versteht seine Symptome in Zusammenhang mit seinem ZBKT. Die Symptome werden als Versuch verstanden, das ZBKT zu lösen. Hiermit ist nicht nur ein kognitives, sondern auch ein emotionales Verstehen gemeint. Diese Punkte können als Patientenanteil zusammengefasst werden. Der Therapeutenanteil besteht im Durcharbeiten des ZBKTs in verschiedenen Beziehungen einschließlich der Übertragung sowie des Widerstandes. Es handelt sich hierbei also um expressive, d.h. deutende Interventionen.

Der zweite Faktor, *die hilfreiche Beziehung,* stellt die supportive Komponente der Behandlung dar. Auch hier lässt sich wieder nach dem Anteil des Patienten und dem des Therapeuten differenzieren. Der Patient erlebt den Therapeuten idealiter als hilfreiche Person und nimmt diese Hilfe an (hilfreiche Beziehungen vom Typ I). Auch nimmt der Patient wahr, dass er gemeinsam mit dem Therapeuten auf ein Ziel hinarbeitet (hilfreiche Beziehungen vom Typ II). Der Therapeut trägt zu diesem Faktor zunächst durch zuverlässige Präsenz (z. B. regelmäßige Sitzungen) bei, aber auch indem er dem Patienten Respekt und Akzeptanz sowie sein einfühlendes Verstehen vermittelt und mit ihm gemeinsam an den vereinbarten Zielen arbeitet.

Hilfreiche Beziehung

Zum dritten Faktor *Nachhaltigkeit der Behandlungsfortschritte* schließlich trägt der Patient bei, indem er den Therapeuten als eine hilfreiche Person internalisiert. Auch findet der Patient heraus, welche der vom Therapeuten zur Verfügung gestellten Problemlösungen er sich zueigen machen kann. Der Therapeut leistet seinen Beitrag zu diesem Faktor, indem er rechtzeitig das Behandlungsende thematisiert und mit dem Patienten zusammen antizipiert. Die Aufgabe des Therapeuten ist es, den Patienten zum Durcharbeiten der Bedeutung des Behandlungsendes anzuregen, damit dieser seine Fortschritte auch nach Therapieende weiter aufrechterhalten kann.

Nachhaltigkeit der Behandlungsfortschritte

In der Behandlung der Generalisierten Angststörung sind drei spezifische Wirkfaktoren (vgl. Crits-Christoph et al., 1995) besonders zentral.

Spezifische Wirkfaktoren der SET bei Generalisierter Angststörung (vgl. Crits-Cristoph et al., 1995)

- sichere Bindung
- korrigierende emotionale Erfahrung
- Förderung der Realitätsprüfung: Diese bezieht sich auf die ängstliche Erwartung der Patienten. Die befürchteten Katastrophen treten nicht ein.

Besonders wichtig ist, dass der Patient in der Beziehung zum Therapeuten korrigierende emotionale Erfahrungen macht. Hierzu gehören die Entwicklung einer sicheren Bindung und die Internalisierung eines steuernden und Sicherheit gebenden Objekts. Die Realitätsprüfung des Patienten wird dadurch gefördert, dass sie oder er sich angstauslösenden Situationen aussetzt und die Erfahrung macht, dass die befürchtete Katastrophe nicht eintritt.

Bedeutung der korrigierenden emotionalen Erfahrungen

Fallbeispiel

Die 37-jährige, verheiratete Frau T. gerät in große Sorge und ängstliche Aufregung, sobald sich ihr Partner auf dem Heimweg vom Arbeitsplatz leicht verspätet. Sie geht mit ihren Ängsten – die sich für die Patientin zunächst daran festmachen, ob ihr Mann pünktlich ist und die Autofahrt unbeschadet übersteht – um, indem sie ihren Mann gegen Ende seiner Arbeitszeit manchmal mehrfach telefonisch kontaktiert und selbst das Haus nicht mehr verlässt, um ihn nicht zu verpassen. In der Therapie macht sie nun verschiedene neue Erfahrungen, die hinsichtlich ihrer Schwierigkeiten bedeutsam sind. Ihr Therapeut ist zuverlässig präsent und verlässlich und Frau T. erlebt, dass dieser ihre Ängste „aushält“, ohne genervt oder ärgerlich zu reagieren oder selbst von ihrer Angst angesteckt zu werden. Er bespricht mit ihr die sie ängstigende Situation und kann von ihr dabei als Sicherheit gebendes Objekt erlebt werden. Auch konfrontiert der Therapeut die Patientin mit realen Aspekten dieser Szene (z. B. Hinweis darauf, dass es nicht möglich ist, einen Unfall des Mannes zu verhindert, indem sie ihn kontrolliert) und ermutigt sie auch dazu, sich weniger „abzusichern“. So kann die Patientin im Sinne einer Realitätsprüfung die Erfahrung machen, dass sie ihren Mann abends wohlbehalten auch dann auffindet, nachdem sie selbst zuvor das Haus verlassen hat und bei seiner Heimkehr nicht zugegen war. Im weiteren Verlauf gelingt es der Patientin schließlich, sich mehr mit ihren gewissermaßen unter dieser Szene liegenden Themen zu beschäftigen (Angst um Verlässlichkeit und Kontinuität der Beziehung, Wunsch nach Kontrolle über den Partner, ihr Hin- und Hergerissen-Sein zwischen dem Wunsch nach Autonomie und Abhängigkeitswünschen und schließlich ihre Angst vor eigenen aggressiven Impulsen).

4 Wirksamkeit

Wie in verschiedenen Studien und Metaanalysen (Covin et al., 2008; Chambless & Ollendick, 2001; De Rubeis & Crits-Christoph, 1998; Barlow et al., 2002) gezeigt wurde, ist die kognitiv-behaviorale Therapie eine effektive und spezifische Behandlung für die Generalisierte Angststörung nach der Definition von Chambless und Hollon (1998). Zur kognitiv-behavioralen Therapie gibt es also bereits eine breite empirische Basis, welche deren Wirksamkeit bei der Behandlung der Generalisierten Angststörung belegt. Detaillierter sollen auch hier lediglich Aspekte zur Wirksamkeit psychodynamischer Therapie dargestellt werden. Einen fundierten Überblick zur Wirksamkeit psychodynamischer Therapie gibt der Band von Beutel, Doering, Leichsenring und Reich (2010).

Wirksamkeit psychodynamischer Therapie

Im Folgenden wird nun zunächst auf den allgemeinen Forschungsstand zum therapeutischen Prozess in psychodynamischer Therapie eingegangen. Anschließend wird der Forschungsstand zur Wirksamkeit der psychodynamischen Therapie speziell bei Generalisierter Angststörung dargestellt. Daran anknüpfend wird schließlich jene aktuelle Studie ausführlicher berichtet, welche die Wirksamkeit des in diesem Band manualisierten Behandlungskonzepts belegt (vgl. Leichsenring et al., 2009).

4.1 Allgemeiner Forschungsstand zum therapeutischen Prozess in psychodynamischer Therapie

Die Ergebnisse zur psychotherapeutischen Prozessforschung lassen sich allgemein im Hinblick auf die Veränderungsmechanismen psychodynamischer Therapien folgendermaßen zusammenfassen:

1. Studien belegen, dass das Ergebnis psychodynamischer Therapie in Beziehung zur psychotherapeutischen Technik und therapeutischem Können besteht (Crits-Christoph et al., 1999; Messer, 2001): Die Genauigkeit der Deutung (Crits-Christoph, Cooper & Luborsky, 1988), die Passung der therapeutischen Interventionen zum „Plan“ (Messer et al., 1992) des Patienten und die Kompetenz deutender, nicht jedoch supportiver Interventionen erlauben eine Vorhersage des Ergebnisses psychodynamischer Kurztherapien und psychodynamischer Therapien mittlerer Länge (Barber, Crits-Christoph & Luborsky, 1996). Diese Ergebnisse legen nahe,

dass es spezifische Techniken psychodynamischer Therapien sind, im Unterschied zu den unspezifischen Faktoren der Psychotherapie, die für einen signifikanten Anteil an der Varianz der Ergebnisse psychodynamischer Therapie verantwortlich sind (Crits-Christoph & Connolly, 1999). Dagegen gibt es weniger Belege dafür, dass die Häufigkeit psychodynamischer Interventionen in Beziehung zum Therapieergebnis steht (Crits-Christoph & Conolly, 1999).

2. Es gibt Hinweise für eine Interaktion von Technik, Ergebnis und Patientenvariablen: Die Häufigkeit von Übertragungsdeutungen scheint beim schlechten Outcome und einer schlechten therapeutischen Allianz in psychodynamischen Kurztherapien bei Patienten mit niedriger Qualität von Objektbeziehungen zu stehen (Conolly et al., 1999; Hoglend & Piper, 1995; Ogrodniczuk et al., 1999; Ogrodniczuk & Piper, 1999; Piper et al., 2001). Obwohl Patienten mit einer hohen Qualität von Objektbeziehungen von einem niedrigen bis mäßigen Ausmaß von Übertragungsdeutungen profitieren können, zeigen die Ergebnisse, dass sie nicht von einem hohen Ausmaß an Übertragungsdeutungen profitieren (Piper et al., 1999; Conolly et al., 1999). Im Unterschied dazu konnte eine Studie zur psychodynamischen Langzeittherapie zeigen, dass Patienten mit einem niedrigen Niveau von Objektbeziehungen mehr von psychodynamischer Therapie mit Übertragungsdeutungen profitierten als von psychodynamischer Therapie, die keine oder wenig Übertragungsdeutungen verwendete (Hoglend et al., 2006). Unterschiedliche Techniken scheinen hilfreich zu sein für Patienten mit niedriger Qualität von Objektbeziehungen in psychodynamischen Kurzzeittherapien verglichen mit psychodynamischen Langzeittherapien.

Hilfreiche Beziehung ist konsistenter Prädiktor des Therapieergebnisses

3. Im Hinblick auf die therapeutische Beziehung zeigen die gegenwärtig vorliegenden Studien, dass die hilfreiche Beziehung ein konsistenter Prädiktor des Therapieergebnisses ist (Barber et al., 2000; Beutler et al., 2004; Crits-Christoph & Conolly, 1999; Horvath, 2005; Stiles et al., 1998). Eine Metaanalyse von Horvath et al. (2011) fand eine aggregierte Korrelation zwischen der therapeutischen Allianz und dem Therapieergebnis von $r = .275$. Die Genauigkeit einer Deutung korreliert signifikant mit der therapeutischen Allianz in Therapien mittlerer Dauer (Crits-Christoph et al., 1993). Ein Weg, in dem die Genauigkeit der Deutung ihren Effekt auf das Therapieergebnis ausüben kann, kann daher darin bestehen, dass sie die therapeutische Allianz fördert (Crits-Christoph et al., 1993).
4. Im Hinblick auf Prozessvariablen auf Seiten der Patienten konnte gezeigt werden, dass Veränderungen im Fokus der psychodynamischen Therapie mit Veränderungen in der Symptomatik korrelieren (Crits-Christoph & Luborsky, 1990). Piper et al. (2003) berichten Ergebnisse, nach denen der Ausdruck der Affekte eine vermittelnde Variable des Ergebnisses in deutender psychodynamischer Kurzzeittherapie bei Patienten mit pathologischen Trauerreaktionen ist.

5. Im Hinblick auf Patientenmerkmale zeigte sich, dass die folgenden Variablen mit einem guten Ergebnis in psychodynamischer Kurzzeittherapie einhergehen: hohe Motivation, realistische Erwartungen, umschriebener Konflikt, hohe Qualität der Objektbeziehungen, Abwesenheit von Persönlichkeitsstörungen (Hoglend, 1993; Messer, 2001; Piper et al., 2001). Im Gegensatz zu den Ergebnissen der psychodynamischen Kurzzeittherapie scheinen die initiale Schwere der Erkrankung, die Chronizität und weniger optimistische Erwartungen keinen negativen Prädiktor des Therapieergebnisses darzustellen.

Die zukünftige Forschung sollte den Fragen nachgehen, für welche Form psychodynamischer Therapie und für welche psychische Störungen diese Korrelationen gültig sind und für welche nicht. Barber et al. (2001) fanden z. B. keine Korrelation der hilfreichen Beziehung mit dem Ergebnis psychodynamischer Therapie im Hinblick auf eine Reduzierung des Suchtverhaltens. Außerdem kann sich das Caveat von Ablan and Johnes – „Brand names of therapy can be misleading" – auch auf psychodynamische Therapie beziehen (Ablon & Jones, 2002, S. 780). Ob sich die verschiedenen Modelle psychodynamischer Therapie auch untereinander empirisch unterscheiden und unterscheiden lassen, ist eine offene Forschungsfrage. Um diese Frage zu beantworten, sind empirische Studien von Therapiesitzungen erforderlich, in denen Prozessvariablen in Beziehung zum Outcome gesetzt werden. Durch eine Forschung dieser Art können empirisch gestützte Veränderungsprozesse identifiziert werden (Ablon & Johnes, 2002). Blagys und Hilsenroth (2000) identifizierten sieben Merkmale, die signifikant häufiger in psychodynamischen Therapien, psychodynamisch-personellen Therapien oder interpersonellen Therapien beobachtet wurden, als in kognitiv-behavioralen Therapien: (1) ein Fokus auf den Affekten des Patienten, (2) eine Analyse des Widerstands des Patienten, (3) eine Identifizierung von Mustern in Handeln, Denken, Fühlen, Erfahrungen und Beziehungen, (4) eine Betonung vergangener Erlebnisse, (5) ein Fokus auf den interpersonellen Erfahrungen des Patienten (6), eine Betonung der therapeutischen Beziehung und (7) eine Analyse von Wünschen, Träumen und Fantasien des Patienten.

Sieben empirisch identifizierte Merkmale psychodynamischer Therapien

4.2 Forschungsstand zur Wirksamkeit psychodynamischer Therapie bei Generalisierter Angststörung

In bisher nur wenigen Studien ist die Wirksamkeit von psychodynamischer (Kurzzeit-)Psychotherapie (Short-Term Psychodynamic Psychotherapy, STPP) bei Generalisierter Angststörung untersucht worden. Durham et al. (1994) verglichen die Wirksamkeit von STPP und CBT (kognitiv-behaviorale Therapie) bei der Behandlung von Generalisierter Angststörung. In dieser Studie sind jedoch die beiden Behandlungen nicht gleichermaßen sorgfältig implementiert worden. Im Unterschied zu den CBT-Therapeuten wurden die Therapeuten der STPP-Bedingungen z. B. nicht spezifisch in ihrem Behandlungsmodell trainiert. Auch Behandlungsmanuale wurden nur bei der CBT verwendet. Manualtreue und kompetente Anwendung wurden für die STPP nicht überprüft. In dieser Studie diente STPP als „Strohmann", wie es Smith et al. (1980, S. 119) ausgedrückt haben, d. h. sie wurde als eine unspezifische Kontrollbedingung eingesetzt mit dem Ziel, die Wirksamkeit der untersuchten CBT-Methode zu belegen. Unter methodischen Gesichtspunkten handelt es sich bei dieser Studie deshalb nicht um eine vergleichende, sondern um eine isolierte Evaluation (Hager, Leichsenring & Schiffler, 1999, 2000). In einer offenen manualgeleiteten Studie untersuchten Crits-Christoph et al. (1996) die supportiv-expressive Therapie nach Luborsky (1984, 1995), welche die Autoren spezifisch für die Generalisierte Angststörung adaptiert hatten. Die Prä-Post-Effektgrößen für die Verbesserung bei der Angstsymptomatik waren groß im Sinne von Cohen (1988). Sie entsprachen in der Größenordnung denen, die für Studien der CBT berichtet worden sind (Chambless & Gillis, 1993). In einer randomisierten kontrollierten Machbarkeitsstudie wurde supportiv-expressive Therapie, die spezifisch auf die Generalisierte Angststörung zugeschnitten worden war, als ebenso wirksam berichtet wie supportive Therapie im Hinblick auf kontinuierliche Maße der Angst, aber als signifikant überlegen im Hinblick auf die Remissionsraten (Crits-Christoph et al., 2005). Die Untersuchungsstichproben dieser Studie waren jedoch relativ klein ($N = 15$ vs. $N = 16$), und die Studie verfügte nicht über eine ausreichend große Teststärke, um andere mögliche Differenzen zwischen den Behandlungen aufzudecken.

Zusammengefasst besteht offenkundig ein Bedarf an Studien, welche die Wirksamkeit psychodynamischer Therapie bei Generalisierter Angststörung in einem strengeren Design untersuchen. Aus diesem Grund führten Leichsenring et al. (2009) eine Studie durch, in der die Wirksamkeit von STPP untersucht wurde. Die untersuchte STPP basierte auf der supportiv-expressiven Therapie von Luborsky (1995) und wurde anhand des in diesem Band beschriebenen Behandlungsmanuals durchgeführt.

4.3 Wirksamkeit des dargestellten Behandlungskonzepts

Bei der bereits erwähnten Studie von Leichsenring et al. (2009) handelt es sich um eine randomisiert-kontrollierte und manualgeleitete Studie, in der die Wirksamkeit der in diesem Manual beschriebenen psychodynamischen

Kurzzeittherapie (STPP) mit kognitiv-behavioraler Kurzzeittherapie (CBT) bei Generalisierter Angststörung verglichen wurde. Verschiedene methodische Aspekte dieser Studie sind international diskutiert worden (Leichsenring, Salzer & Leibing, 2009, 2010). Auch die Ergebnisse der 1-Jahres-Katamnese liegen inzwischen vor (Salzer et al., 2011). Im Folgenden werden zentrale Aspekte des Studiendesigns, der Ergebnisse und daraus folgende Überlegungen dargestellt. Für nähere Informationen verweisen wir auf die entsprechenden Publikationen (Leichsenring et al., 2009; Salzer, Winkelbach et al., 2011).

Patienten-stichprobe

Alle Patienten wurden mittels des Strukturierten Klinischen Interviews für DSM-IV (SKID-I und SKID-II) diagnostiziert (Wittchen et al., 1997; Saß et al., 2003). Alle Interviews wurden durch eine erfahrene und trainierte klinische Psychologin durchgeführt. Diagnosen wurden per Konsens gestellt durch mindestens zwei erfahrene klinische Psychologen. Insgesamt wurden 231 Patienten gescreent, 57 Patienten erfüllten die Einschlusskriterien und keine der Ausschlusskriterien (vgl. Abb. 1).

Eingeschlossen wurden Patienten zwischen 18 und 65 Jahren mit der primären Diagnose einer Generalisierten Angststörung. Als primäre Diagnose wurde die schwerste psychische Störung nach dem Anxiety Disorder Interview Schedule-Revised (DiNardo et al., 1993) definiert. Die folgenden Ausschlusskriterien wurden angewendet:

- jede akute, instabile oder schwere körperliche Erkrankung der Achse III, die eine erfolgreiche Durchführung der psychotherapeutischen Behandlung beeinträchtigt,
- jede gegenwärtige oder vergangene Geschichte einer schizophrenen bipolaren oder Cluster-A- oder Cluster-B-Achse-II-Störung,
- jede gegenwärtige oder vergangene neurologische Störung,
- Alkohol- oder Substanzabhängigkeit oder Missbrauch, Essstörung oder Major Depression in den vergangenen 12 Monaten,
- gleichzeitige psychotherapeutische oder psychopharmakologische Behandlung.

Die in die Studie eingeschlossenen N = 57 Patienten wurden schließlich zufällig einer der beiden Behandlungsbedingungen zugewiesen. Die Raten der Therapieabbrüche in der Studie waren niedrig, die Abbruchzeitpunkte und jeweiligen Gründe sind in Abbildung 1 aufgeführt.

Das mittlere Alter der Intention-to-Treat-Stichprobe (n = 57) betrug 42.5 Jahre (SD = 12.3). Die meisten der Patienten waren weiblich (78.7 %) und lebten in dauerhaften Partnerschaften (78.9 %). Für nur 16 Patienten (28 %) war die Generalisierte Angststörung die einzige psychische Störung, während 41 Patienten (72 %) eine oder mehr komorbide psychische Störungen aufwiesen. Von den komorbiden Störungen waren andere Angststörungen (35 %) und depressive Störungen (26 %) am häufigsten. Einige Patienten zeigten

Anpassungsstörungen (19 %), Zwangsstörungen (12 %) und somatoforme Störungen (5 %). Fast die Hälfte der Patienten (46 %) hatte bereits eine psychotherapeutische Behandlung in der Vorgeschichte absolviert.

Behandlungen und Therapeuten

Der STPP-Behandlung lag das in diesem Buch vorgestellte Manual zugrunde. Die angewendete CBT zur Behandlung der Generalisierten Angststörung wird bei Leibing et al. (2003) ausführlich beschrieben. Sowohl CBT als auch STPP umfassten bis zu 30 (50-Minuten-)Sitzungen. Die mittlere Anzahl der

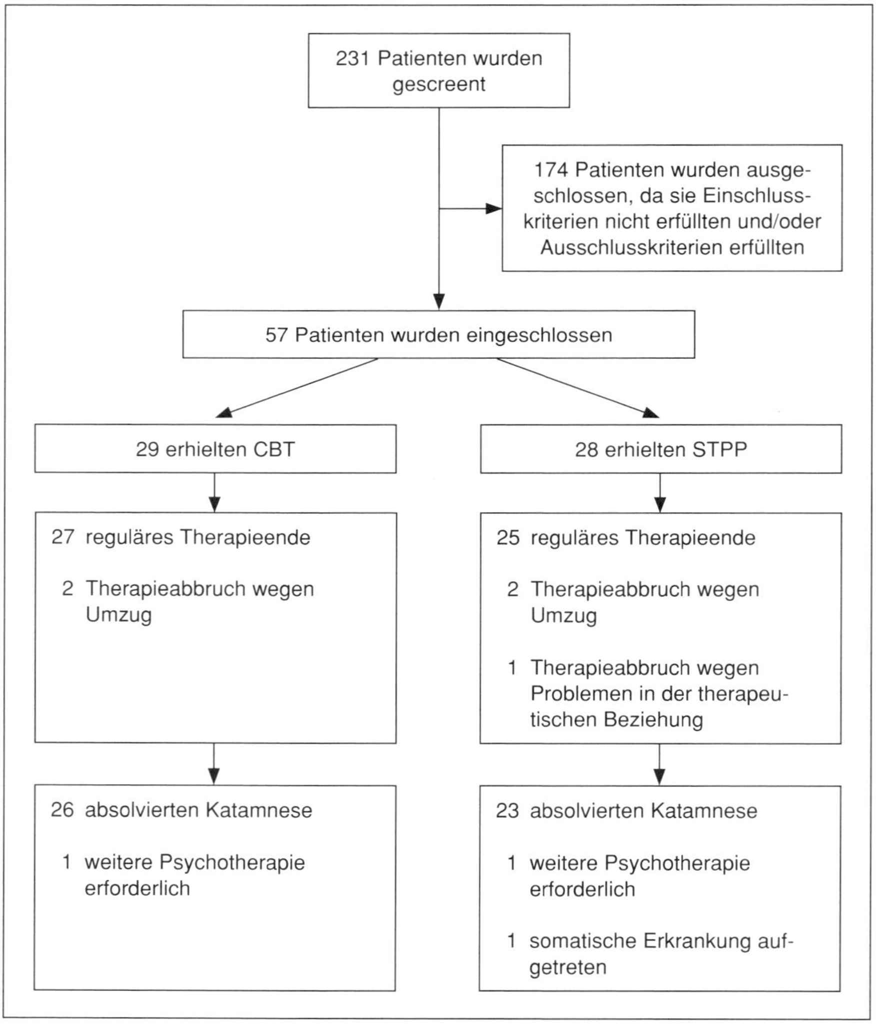

Abbildung 1: Darstellung des Studienverlaufs (vgl. Leichsenring et al., 2009; CBT = kognitiv-behaviorale Therapie, STPP = psychodynamische Kurzzeittherapie)

Sitzungen der Patienten, welche die CBT-Behandlungen abschlossen, betrug 28.8 (SD = 3.4), die der STPP betrug 29.1 (SD = 3.1).

Die Behandlungen wurden von neun zur Kassenabrechnung zugelassenen Therapeuten durchgeführt, die in ihrer Praxis regelmäßig entweder CBT oder psychodynamische Therapien durchführen. Drei der neun Psychotherapeuten waren Frauen. Das mittlere Alter der Therapeuten zu Beginn der Studie betrug 47.9 Jahre. Die durchschnittliche Dauer ihrer professionellen Erfahrung als Psychotherapeuten betrug 18.7 Jahre für die CBT und 16.3 Jahre für die psychodynamischen Therapeuten. Alle Therapeuten waren in der Umsetzung des jeweiligen Behandlungsmanuals spezifisch trainiert worden. Die Implementierung der Behandlungsmanuale wurde für jede Gruppe von Therapeuten durch kontinuierliche Gruppensupervision sichergestellt, die Manualtreue wurde überprüft (vgl. Leichsenring et al., 2009).

Diagnostik und Messinstrumente

Die Patienten wurden vor der Therapie, zum Ende der Therapie und 6 und 12 Monate nach Ende der Therapie untersucht. Das primäre Outcome-Maß war die *Hamilton Anxiety Rating Scale* (HAMA; Hamilton, 1959). Sie umfasst 14 Items, die auf einer 5-Punkte-Skala einschätzt werden. Die Skala wurde durch drei spezifisch trainierte unabhängige Rater eingeschätzt. Im Falle von Divergenzen diskutierten die Rater die Ergebnisse, bis eine Übereinstimmung erreicht war. Weiterhin wurden verschiedene reliable und valide Selbstbeurteilungsmaße verwendet. Das Sich-Sorgen wurde erfasst durch den *Penn State Worry Questionnaire* (PSWQ; Meyer et al., 1990). Trait-Angst wurde erfasst durch das K (STAI; Spielberger et al., 1970). Als weitere Maße für Angst wurde das *Beck Anxiety Invetory* (BAI; Beck et al., 1988) verwendet sowie die Angstskala der *Hospital Anxiety and Depression Scale* (HADS; Zigmond et al., 1983). Die Schwere der Depression wurde durch das *Beck-Depressions-Inventar* (BDI; Beck, Ward & Mendelson, 1961) erfasst. Interpersonelle Probleme wurden mit dem *Inventar zur Erfassung Interpersonaler Probleme* (IIP; Horowitz et al., 2000) erhoben. Für detaillierte Angaben zur statistischen Auswertung verweisen wir auf die Publikation von Leichsenring et al. (2009).

Ergebnisse

Es wurden keine signifikanten Differenzen in klinischen oder demografischen Variablen zwischen den beiden Behandlungsgruppen vor der Therapie gefunden. Dies gilt auch für die primären und sekundären Outcome-Maße vor Therapiebeginn. Auch bezüglich der Drop-out-Raten während der Behandlungen unterschieden sich die beiden Therapien nicht signifikant (Leichsenring et al., 2009).

Beide Therapien erreichten signifikante Verbesserungen in allen Outcome-Maßen. Alle Prä-Post-Effektgrößen für die Maße von Angst und Depression waren groß (≥ 0.80) nach Cohen (1988), ausgenommen für den Effekt der STPP im *Penn State Worry Questionnaire* (PSWQ) zum Follow-up-Zeitpunkt (d = 0.68). Für das Inventar zur Erfassung Interpersonaler Probleme

Gute Wirksamkeit des Behandlungskonzepts empirisch belegt

(IIP) ergaben sich in beiden Therapien mittlere Effekte. Zum 6-Monats-Follow-up blieben die Behandlungseffekte erhalten. Hinsichtlich des primären Outcome-Maßes (HAMA) sowie in zwei weiteren Maßen für Angst (BAI, HADS-Angst) sowie bei der Reduzierung interpersonaler Probleme (IIP) unterschieden sich die beiden Therapieformen nicht (Leichsenring et al., 2009). In zwei weiteren Maßen für Angst (STAI, PSWQ) ergaben sich allerdings signifikante Unterschiede zugunsten der CBT, auch bezüglich einer Reduzierung der Depression (BDI). Während die beiden ersten Unterschiede auch noch im 6-Monats-Follow-up bestanden, war dies bei der Depression nicht mehr der Fall. Auch die Ergebnisse der 1-Jahres-Katamnese (Salzer, Winkelbach et al., 2011) liegen inzwischen vor und zeigen, dass die Behandlungsergebnisse für beide Therapieformen auch im längeren Verlauf stabil sind.

Behandlungseffekte auch nach einem Jahr stabil

Die Prä-Post-Effektgrößen waren für beide Methoden vergleichbar und z. T. sogar größer als solche, die in anderen Studien zur Generalisierten Angststörung gefunden worden sind (Crits-Christoph et al., 1996; Chambles & Gillis, 1993; Borkovec et al., 2002; Linden et al., 2005).

Mögliche Ursachen der unterschiedlichen Outcome-Ergebnisse bei CBT und STPP

Die CBT fokussiert explizit auf die Veränderung der kognitiven Prozesse, wie z. B. des Sich-Sorgens oder automatischer Gedanken. Eine Verwendung des PSWQ als Outcome-Maß kann dazu führen, dass die erhobenen Effekte spezifisch auf die CBT zugeschnitten sind. Der Unterschied zwischen den Behandlungen hinsichtlich der Bearbeitung kognitiver Prozesse kann also die Überlegenheit der CBT im PSWQ erklären und zum Teil auch die Überlegenheit im STAI, denn das Trait-Angstmaß des STAI umfasst auch eine Reihe von Items, die sich auf den Prozess des Sich-Sorgens beziehen. Bei jenen Instrumenten, die eher somatische Aspekte der Angst erfassen (HAMA, BAI), unterschieden sich die beiden Behandlungen hingegen nicht in der Wirksamkeit.

Als wesentliche Einschränkung der Studie muss die geringe Stichprobengröße genannt werden, die dazu geführt haben kann, dass eventuell existierende weitere Unterschiede in der Wirksamkeit zwischen den beiden Verfahren nicht aufgedeckt werden konnten.

Implikationen für Verbesserungen

Die Befunde von Leichsenring et al. (2009) weisen darauf hin, dass die Ergebnisse der STPP bei Generalisierter Angststörung eventuell durch eine noch stärkere Fokussierung auf den Prozess des Sich-Sorgens (ängstliche Erwartung nach Freud) weiter verbessert werden könnten. Dies könnte zumindest für jene Patienten zutreffen, die besonders hohe Werte im Bereich des Sich-Sorgens, operationalisiert mit dem PSWQ, aufweisen. Im Rahmen der psychodynamischen Psychotherapie kann der Prozess des Sich-Sorgens konzeptualisiert werden als ein Abwehrmechanismus, der die Patienten vor Phantasien oder Gefühlen schützt, die sogar noch bedrohlicher sind als der Inhalt ihrer Sorgen (Barber & Crits-Christoph, 1996). Hier ist es, wie bereits in Abschnitt 3.4.3.3 beschrieben wurde, zentral, die Patienten auf den

Abwehrcharakter des Sich-Sorgens aufmerksam zu machen und diesen durchzuarbeiten.

Andere Konzepte der psychodynamischen Kurzzeittherapie fokussieren stärker auf den abgewehrten Affekt (der Wunsch im ZBKT), z. B. das Konzept von McCullough et al. (2003). McCullough et al. (2003) fordern den Patienten explizit auf, den abgewehrten Affekt zu durchleben. Hierin liegt eventuell eine weitere Möglichkeit, die Wirksamkeit des hier vorgestellten Therapiekonzepts zu verbessern.

5 Ausführliches Fallbeispiel

Bei dem folgenden Fallbeispiel handelt es sich um die Behandlung des 52-jährigen Herrn M., der bezüglich der klassifikatorischen Diagnostik nach ICD-10 eine Generalisierte Angststörung, eine Panikstörung mit Agoraphobie sowie eine leichte depressive Episode aufwies. Bei der Generalisierten Angststörung handelte es sich um die primäre Diagnose, d. h. um deren Einordnung als schwerste psychische Störung nach dem Anxiety Disorder Interview Schedule-Revised (DiNardo et al., 1993). Die Behandlung erfolgte anhand des hier vorgestellten Manuals im Rahmen der Studie von Leichsenring et al. (2009). Nach kurzen Angaben zum Erstgespräch und den probatorischen Sitzungen folgt der Bericht zum Kurzzeittherapie-Antrag. Anschließend werden kommentierte Ausschnitte aus den 25 Therapiesitzungen unterteilt nach den drei Phasen der Behandlung dargestellt.

5.1 Erstgespräch und probatorische Sitzungen

Schilderung der Symptomatik

Im Erstgespräch berichtet der Patient davon, bis vor kurzem 15-Stunden-Arbeitstage „durchgezogen" zu haben, er habe extrem viel gearbeitet über viele Jahre. Seit zwei Jahren sei die Angst sein „ständiger Begleiter", er sei übervorsichtig, mache sich viel Sorgen, könne auch nicht allein sein. Seine Ängste würden ihn sehr beschämen.

Schlimme Nachrichten (z. B. zum Anschlag in New York am 11. September) könne er seither kaum aushalten. Seit einiger Zeit könne er nicht mehr selbst Auto fahren, so lange sei er nun auch krankgeschrieben: „Ich sehe immer Unfälle auf mich zukommen." Krankgeschrieben sei er wegen Depressionen und somatischen Beschwerden. Er könne nicht durchschlafen und schlafe maximal 4 bis 5 Stunden. Der Patient habe sich früher nach außen hin hart gemacht, das gelinge ihm nicht mehr.

Biografisch berichtet er bereits im Erstgespräch vom frühen Tod beider Eltern, auch sei er aufgrund der Scheidung der Eltern bereits im vierten Lebensjahr von der Mutter getrennt worden und in einem Geschäftshaushalt groß geworden, wo die Arbeitsleistung zentral gewesen sei. Von der Firma sei ihm eine Frühverrentung angetragen worden, das wolle er keinesfalls: „Ich suche Hilfestellung, möchte die Angst ablegen." Die Therapeutin entgegnet: „Schicken wir lieber die Angst in die Rente." Der Patient darauf: „Ja, da bin ich sofort dabei."

Die Therapeutin nutzt also das Erstgespräch bereits, um ein Behandlungsbündnis zu schließen und eine hilfreiche Beziehung zu etablieren. Sie beendet das Erstgespräch mit einem Ausblick und bringt hier erste Aspekte eines Therapieziels ein. Darüber hinaus versucht sie dem Patienten eine realistische Zuversicht bezüglich der Erreichbarkeit der Therapieziele zu vermitteln:

Therapieziele besprechen und Zuversicht vermitteln

> Therapeutin: Ich sehe gute Anhaltspunkte, die dafür sprechen, dass Sie sich da auch wieder heraus entwickeln können. Dass Sie selber die Vorstellung und den starken Willen haben: Sie möchten wieder arbeiten können und am Leben teilnehmen können und diese Ängste loswerden. Das ist erst mal der wichtigste Verbündete für uns für die Therapie hier.

Hilfreiche Beziehung aktiv fördern

Diese Intervention fördert das Wir-Bündnis (hilfreiche Beziehung vom Typ II).

Im weiteren Verlauf der probatorischen Sitzungen berichtet der Patient Näheres zu seiner Symptomatik und seiner familiären Situation. Er habe oft Angst um die Enkelkinder, wenn diese auf Bäumen rumklettern. Wenn er alleine sei, würde er am liebsten um Hilfe schreien.

Seine Frau würde auf seine Ängste Rücksicht nehmen. Er habe schon in der Ausbildungszeit möglichst schnell ein kuscheliges Nest haben wollen, seine Frau früh geheiratet, mit der er bis heute glücklich sei und auf die er sich eigentlich schon verlassen könne. Dennoch sei er empfindlich und habe ein hohes Sicherheitsbedürfnis. Wenn seine Frau verreise, würde er nachts alle 2 bis 3 Stunden anrufen. Seine Frau brauche mal Abstand, bei ihm löse das große Verlustängste aus.

Beruflich habe er schon früh viel Verantwortung übernommen und sich selbstständig gemacht. Damals sei er „abgebrüht bis in die Fußspitzen" gewesen. Er sei früher sehr eingespannt und abgelenkt gewesen, so habe er „das Schlimme" abperlen lassen können. Heute ängstige ihn vor allem der Umgang mit dem Tod und das Sterben. Immer treffe es Menschen, die man mag. Er fragt sich dann: „Bin ich jetzt der Nächste, der sterben muss?"

Hier bietet die Therapeutin eine erste genetische Deutung seiner Verlust- und Todesängste an: Obwohl er sich auf seine Frau und die erwachsenen Kinder verlassen könne, habe er Angst um seine Familie. Es sei zwar jetzt alles ganz gut, könne aber vielleicht jederzeit ganz plötzlich in die Brüche gehen wie in seiner Kindheit, als die Mutter unerwartet weggegangen sei.

Auch hebt sie die Dauerüberforderung im beruflichen Kontext hervor: Er habe sich jahrelang überarbeitet und sei darüber krank geworden. Damit wird ein Zusammenhang hergestellt zwischen der Angstsymptomatik und vermuteten Auslösern durch Überarbeitung und Stress und so auch ein Sinn der Symptome angesprochen, jedenfalls bezogen auf den Teil der auslösenden Faktoren, der bewusstseinsnah ist.

Der Patient schildert in der Probatorik u. a. Symptome der Generalisierten Angststörung. Zentrale biografische Aspekte (insbesondere der frühe Verlust der Mutter) erinnern an das Störungsmodell von Crits-Christoph et al. (1995) hinsichtlich problematischer Bindungserfahrungen sowie traumatischer Erlebnisse. Klar ersichtlich ist die Unsicherheit des Patienten bezüglich der Frage, wie sicher es ist, von anderen z. B. Liebe, Schutz, Sicherheit oder Stabilität zu bekommen. Abgewehrt wurden diese Unsicherheit und Abhängigkeit bislang u. a. anhand eines pseudoautonomen und altruistischen Modus sowie übermäßigem Leistungsstreben, mit dem der Patient sich sichtlich überforderte.

Gemeinsame Erarbeitung des ZBKTs

In der vierten und fünften probatorischen Sitzung erarbeiten Therapeutin und Patient schließlich gemeinsam das ZBKT, das sich im nun folgenden Bericht zum Kurzzeittherapie-Antrag unter Punkt 6 finden lässt.

Bericht zum Kurzzeittherapie-Antrag für Herrn M.

1. Generalisierte Angststörung (F41.1), Panikstörung mit Agoraphobie (F40.01), Depressive Episode (F32.0)
2. Die Beschwerden des Patienten haben im Februar 2001 plötzlich abends beim Fernsehen mit Herzrasen, Schwitzen, Übelkeit und Todesängsten begonnen. Seitdem leide der Patient unter permanenten Ängsten, besonders wenn er allein sei. Neben der Angst, bald sterben zu müssen, leide der Patient an weiteren Sorgen und Ängsten, z. B., sein Arbeitspensum nicht mehr zu schaffen. Auch in Alltagssituationen (bei Spielen seiner Enkel, Abwesenheit seiner Frau) befürchte er gleich das Schlimmste. Seit 2 Jahren wage er nicht mehr Auto zu fahren, aus Angst, er baue wegen seiner schlechten Konzentration einen Unfall.
   Außerdem bestehen massive Schlafstörungen; er fühle sich niedergeschlagen und antriebsarm, und sei seit über 2 Jahren arbeitsunfähig geschrieben. Gelegentliche Suizidgedanken vom Anfang des Jahres habe er mittlerweile wieder überwunden. Nun wolle er die Ängste mit psychotherapeutischer Hilfe loswerden.
   Zur auslösenden Situation berichtet der Patient, dass er sich zu Krankheitsbeginn eigentlich in einer guten und sicheren Lebenssituation befand. Als einziger Belastungsfaktor damals lässt sich seine hohe Arbeitsbelastung ausmachen (bis zu 15 Stunden täglich), die er aber für „normal" hält, sowie dass er sich dem Alter nähert, in dem seine Eltern verstarben. Hellhörig wird die Therapeutin, als der Patient einen Suizidversuch seiner Tochter erwähnt, den sie kurz vor Ausbruch seiner Angstsymptomatik unternommen hatte.
3. Der 52-jährige Patient wirkt im Kontakt zugewandt, höflich und unsicher. Er scheint überdurchschnittlich intelligent und emotional differenziert zu sein. Er kann seine Lebenssituation wortgewandt und

anschaulich schildern. Im Gespräch stellt sich rasch ein guter emotionaler Kontakt ein, so dass er sich trotz seiner Schamgefühle öffnen kann. In der Abwehrstruktur dominieren reifere Mechanismen wie Rationalisierung, Intellektualisierung, Identifikation mit dem Aggressor, und Wendung gegen das Selbst, bei einer zwanghaft-depressiven Persönlichkeitsstruktur. Es dominiert ein strenges Über-Ich, abgewehrt werden regressive Bedürfnisse und Abhängigkeitswünsche. Zurzeit keine Suizidalität, kein psychotisches Erleben oder amnestische Störungen.

4. siehe Konsiliarbericht (zu hoher Blutdruck seit Februar 2001)
5. Ein fokaler Konflikt ist erkennbar; er wurde auf Basis der anamnestischen Daten im Zusammenhang mit einem Interview zur Erhebung von Beziehungsepisoden nach der ZBKT-Methode von Luborsky bestimmt.
6. Kindheit und Jugend des Patienten sind durch schwierige Trennungen, Beziehungsverluste, und Mangel an emotionaler Geborgenheit gekennzeichnet (Verlust der Mutter nach Scheidung mit 4 Jahren, abgelehnt von der Stiefmutter, der Vater ist als Selbstständiger durch hohen Arbeitseinsatz absorbiert). Der Patient beschreibt sich als einsames Kind, das bei Tieren eine heile Welt sucht und – vom strengen Vater aufoktroyiert – schon mit 15 Jahren das Haus für eine Ausbildung verlassen muss. Um Vaters Anerkennung zu erringen, identifiziert er sich mit dessen strengen Arbeitsidealen, absolviert eine Lehre und baut sogleich einen eigenen Betrieb auf.

   In seiner Frau, die er mit 20 Jahren heiratet und mit der er zwei Kinder hat, findet er die liebevolle Geborgenheit, die er in der Herkunftsfamilie vermissen musste. Weitere Schicksalsschläge (früher Tod der Mutter, 3 Jahre später Tod des Vaters, Aufgabe seines Betriebs wegen steuerlicher Probleme, beruflicher Neuanfang) hat der Patient – äußerlich stark und tüchtig bleibend – scheinbar gut verkraftet. In der auslösenden Situation dekompensiert der Patient, als er an die Grenzen seiner körperlichen Kräfte gerät und damit seine bisherige Lebensbewältigung bedroht sieht; bislang versuchte er durch übermäßigen Arbeitseinsatz unabhängig von anderen zu werden. Bisher verdrängte depressive und aggressive Gefühle und Konflikte werden mobilisiert und lösen die o. a. Ängste aus.

   Das zentrale Beziehungskonflikt-Thema, wie es dem Patienten zurzeit zugänglich ist, lautet: **Erarbeitetes ZBKT**

   Wunsch: Ich möchte etwas Positives für mich und andere schaffen.

   Reaktion des Objektes: Aber die anderen lassen mich im Stich, oder verlassen mich.

   Reaktion des Subjekts: Deshalb strenge ich mich an, alles selber zu machen, und wenn ich das körperlich nicht mehr schaffe, bekomme ich Angst.

7. Der Patient ist durch Leidensdruck und Krankheitseinsicht hoch motiviert und zeigt sich zuverlässig und einsatzbereit. Trotz der schweren Ängste kann die Prognose aufgrund der bisher außerordentlich guten Lebensbewältigung des Patienten und wegen seiner Ressourcen als ausreichend günstig eingeschätzt werden.

Im Folgenden werden Ausschnitte aus den 25 Therapiesitzungen wiedergegeben und teilweise mit Kommentaren versehen. Die Ausschnitte zeigen nicht nur den Verlauf der Behandlung, die Veränderung der Symptomatik und insbesondere die Arbeit am ZBKT sowie dessen Weiterentwicklung, sondern liefern auch konkrete Beispiele für die verschiedenen von Luborsky beschriebenen Interventionsprinzipien.

ZBKT ist bewusstseinsnah

Eine Besonderheit des vorliegenden Behandlungsverlaufs ist die Tatsache, dass die Therapeutin vermehrt und bereits zu Beginn der Therapie wiederkehrend auf Deutungen zurückgreift, die den Zusammenhang zwischen genetischen Ereignissen und der aktuellen Symptomatik herstellen, da vom Patienten schon in der Probatorik das entsprechende Material intensiv eingebracht wurde. Es zeigte sich früh, dass der Patient die Verknüpfung seines bewusstseinsnahen ZBKT mit der „darunterliegenden“ Psychodynamik unmittelbar verstehen und auch entsprechend verwerten kann. Dieser sehr intensive Auftakt korrespondiert auch mit der Persönlichkeitsstruktur und den bisherigen Verarbeitungsmechanismen des Patienten, der sich gewissermaßen „Hals über Kopf“ in die Therapie stürzte; erst mit der Zeit konnte sich ein etwas ruhigeres Tempo entwickeln.

Dieses Phänomen beruht zum Einen vermutlich darauf, dass die Therapeutin sehr von der Wirksamkeit ihres psychodynamischen Ansatzes überzeugt ist (allegiance) und zum anderen auf dem von der ersten Begegnung an spürbar sehr guten „matching“ zwischen Patient und Therapeutin (alliance).

5.2 Erster Therapieabschnitt: Anfangsphase

Im Rahmen der probatorischen Sitzungen wurde das ZBKT bereits erarbeitet, auch sprachen Patient und Therapeutin über erste Therapieziele. Im nun folgenden ersten Abschnitt der Therapie von Sitzung 1 bis 8 werden die Therapieziele weiter erörtert und die Bearbeitung des ZBKT wird begonnen. Dabei tasten sich Patient und Therapeutin an das gemeinsame therapeutische Arbeiten heran, so dass sich zunächst eine hilfreiche therapeutische Beziehung entwickeln kann.

1. Sitzung

Der Patient bringt ein, dass ein Freund tödlich erkrankt sei. Die Themen Tod, Abschied, Verlust sind damit präsent. Die Therapeutin exploriert zunächst die Ängste des Patienten. Er benennt schließlich die Sorge, nach all den Tiefpunkten und Schicksalsschlägen nicht noch einen solchen verkraften zu können. Auch sorgt sich der Patient um die finanzielle Situation der zurückbleibenden Ehefrau. Die Therapeutin interveniert zunächst, indem sie die Notwendigkeit der Abgrenzung betont und eher die Abwehr stärkend arbeitet (z. B.: „Sie zerbrechen sich da seinen [des Freundes] Kopf!"; „Mir scheint, es fällt Ihnen schwer, da auch eine innere Grenze zu ziehen. Doch Sie brauchen auch Kraft für Ihr eigenes Leben.") **Abwehr stärken**

Die Therapeutin lässt dem Patienten nicht viel Raum, seine Affekte auszubreiten, weil es im Rahmen der Kurzzeittherapie wichtiger erschien, die Ängste und Schuldgefühle zu begrenzen und aktiv am Aufbau einer gesunden Abwehr zu arbeiten.

Es zeigt sich, dass der Patient „ein schlechtes Gewissen" habe, wenn er nächste Woche in Urlaub fährt. Er wolle den Freund nicht im Stich lassen. Auch beim Tod seiner Mutter sei er zu spät gekommen, habe sich nicht verabschieden können. Der Patient berichtet von seinen dadurch ausgelösten Schuldgefühlen.

Therapeutin (Th.): Ich finde, da machen Sie sich auch zu viele Schuldgefühle. (supportive Intervention, Über-Ich entlastend)

Patient (P.): Ich rechne damit, dass mir auch irgendwas passiert, da bin ich offen aufgrund meiner Angst. Da will ich mir nichts vormachen.

Th.: Aber es könnte doch auch sein, dass Sie uralt werden.

P.: Das könnte auch sein, aber …

Th.: Das können Sie sich offenbar gar nicht gut vorstellen. Vielleicht gibt es in Ihnen ja auch so ein Gefühl: Die Mutter ist früh gestorben, der Vater ist früh gestorben, die waren ja so ungefähr in dem Alter, in dem Sie jetzt sind. (Expressive Intervention; hier und im Weiteren wird dem Patienten gedeutet, dass er seine frühen Verlusterfahrungen auf seine aktuelle Situation überträgt.)

P.: Ob Sie es glauben oder nicht, oft überlege ich, wie viel Zeit mir jetzt noch bleibt. Wenn ich jetzt sage: meine Mutter, o. k., die hab ich jetzt schon überlebt vom Alter her, aber …

Th.: Wie alt war Ihr Vater, als der gestorben ist?

P.: 63. Und da weiß ich nicht … Da wird mir schon komisch.

Th.: Das wären dann noch 11 Jahre.

P.: Ja.

Th.: Wundert es Sie nicht ein bisschen, dass Sie denken, es müsste Ihnen so ergehen wie Ihren Eltern?

P.: Doch, schon. Das mag ja auch völliger Quatsch sein.

Th.: Mhm.

Die Therapeutin versucht hier also zunächst, dem Patienten auch eine alternative Sicht nahezulegen, um Abstand zu den ich-syntonen Ängsten und Befürchtungen zu schaffen.

Im weiteren Verlauf hebt der Patient ab auf die Krebserkrankungen in der Familie und seine darauf bezogene Vorstellung seiner Vorbelastung. Der Patient kann aber auch benennen, worin er sich vom Vater unterscheidet. Der Vater sei Alkoholiker gewesen, habe nicht genug Zuneigung bekommen.

ZBKT wird aufgegriffen

Der Patient greift dann einen kürzlich stattgefundenen Streit zwischen sich und seiner Frau auf. Er habe für sie einen PC gekauft. Sie habe darauf mit einem genervten „Kann ich eigentlich noch was selbst entscheiden?" reagiert. Die Therapeutin greift hier das ZBKT auf.

Th.: Sie wollten Ihr was Gutes tun. Das passt ja auch zu Ihrem Wunsch, den wir formuliert haben. Sie wollen für andere etwas Positives schaffen.

Die Partnerin des Patienten hat offensichtlich den Wunsch nach mehr Autonomie in der Beziehung, während der Patient alles regeln möchte und damit z. T. auch einengend wirkt. Die Therapeutin greift dies mittels Klarifikation und Konfrontation auf. Das Thema der Abgrenzung vom Sitzungsbeginn taucht hier erneut auf. Die Therapeutin bringt auch seine vom Patienten in der Probatorik geschilderte „Anhänglichkeit" mit hinein, der zufolge er auf die reale Gegenwart der Frau angewiesen sei, um nicht in starke Ängste zu geraten.

Th.: Da geht es doch auch um die Frage, wie viel Eigenständigkeit jeder in einer Beziehung haben kann. Ihre Frau möchte da momentan mehr Eigenständigkeit, und Sie sind zurzeit eher der Anhängliche, wenn ich das so sagen darf.
P.: Ja, das ist so, das können Sie so sagen.
Th.: Durch die Eigenständigkeit kommt es dann auch mehr zu Reibungen.
P.: Ja, das ist mir klar, dass es auch solche Konflikte gibt.
Th.: Ja auch, weil Sie momentan mehr zusammen sind als früher in der intensiveren Berufstätigkeit.
P.: Ja, aber deswegen fliegen jetzt nicht die Türen oder so.
Th.: Da haben Sie sich also gestern gezofft und heute wieder vertragen.

Hier wird deutlich, dass der Wunsch des Patienten, sich durch seine fürsorglichen Handlungen die Liebe seiner Frau zu sichern und damit Sicherheit in der Beziehung zu finden, in gewisser Weise „primitive", d. h. präödipale Wurzeln hat und nicht zu den erwachsenen Bedürfnissen seiner Frau passt, so dass ein Konflikt entsteht, wie er im Gespräch selber bemerkt.

Am Ende der Sitzung schließlich greift die Behandlerin nochmals die Überlegungen des Patienten vom Sitzungsbeginn auf, ob er nun trotz der Erkrankung des Freundes mit in den geplanten Familienurlaub fährt. Sie betont dabei noch einmal die Wichtigkeit für den Patienten, den Urlaub zu realisieren und ermutigt den Patienten aktiv dazu.

2. Sitzung

Der Patient schwärmt vom vergangenen Urlaub. Er habe nette Urlaubsbekanntschaften gemacht, der Abschied sei ihm schwergefallen.

P.: Das ist das, was mich zum Wahnsinn bringt.
Th.: Ich denke, Sie sind hier an einem sehr wichtigen Thema dran, das auch mit ihren Ängsten zu tun hat. Und das müssten wir vielleicht auch noch ein bisschen besser verstehen, was da eigentlich los ist bei Ihnen. Auch warum Ihnen das so schwer fällt, dann auch wieder loszulassen.

Mit dieser Intervention markiert die Therapeutin ein zentral bedeutsames Thema, um den Patienten einzuladen, mehr darüber zu erzählen.

P.: Ja, meine Frau sagt mir auch immer, du musst auch endlich mal erkennen: Du musst auch loslassen können.
Th.: Ja. Gut gebrüllt Löwe, nicht? Da hat sie ja Recht, aber Sie merken auch, das fällt Ihnen schwer.
P.: Ich gelange dann nicht an irgendwelche Dinge, die ich dann realisieren kann.

Die Therapeutin ermutigt zur Selbstexploration.

Ermutigung zur Selbstexploration

Th.: Wie kommt denn das? Wie können wir das verstehen? Warum sind Sie so geworden?
P.: Warum bin ich so geworden? Vielleicht, weil ich in der Vergangenheit nach außen hin zu hart war. Ich versuche dadurch, irgendwie wieder was recht zu machen. Ich bin früher mit dem Kopf durch die Wand gegangen. Ziele, die ich mir gesetzt habe, die hab ich auch erreicht. Das Ergebnis war das Ziel und was unterm Strich rauskommt.

Der Patient beschreibt nun seinen damaligen familiären Rückzug.

Th.: Vielleicht ist dieser Rückzug und diese Härte schon ein Schutz gewesen vor Ihrer Weichheit.

Mit dieser expressiven Intervention deutet die Therapeutin die Abwehr und verweist gleichzeitig auf den dynamischen Sinn der Maßnahme (die natürlich unbewusst geschieht), nämlich sich vor der „Weichheit“ im Sinne von Verletzlichkeit zu schützen.

P.: Ja.
Th.: Mir ist zu dem Thema Abschied Ihre Kindheit und Jugend eingefallen, wo Sie damals viel zu früh und oft Abschied nehmen mussten. Ich denke, da sind Sie nicht so richtig satt geworden an Sicherheit in einer Bindung.
P.: Ja, ich sehne mich zumeist nach Sicherheit. Und da oben in den Bergen habe ich mich sicher gefühlt.
Th.: Haben Sie auch beim Wandern keine Angst gehabt?
P.: Überhaupt nicht. Auch Seilbahnfahren ging.
Th.: Auch das ging? Obwohl Sie sich das vor dem Urlaub nicht zugetraut hatten? Das ist aber doch eine wichtige Erfahrung. Das ist ja schön. Wie kam das denn? War die Angst von Anfang an weg oder hat sich das entwickelt?

Die Therapeutin erkennt an, dass dem Patienten etwas Neues gelungen ist und exploriert dann den Prozess der Angstreduzierung: Die Frage „Wie hat es sich verändert?“ soll die Aufmerksamkeit des Patienten darauf richten, dass es auf seine Aktivität ankommt (siehe unten).

P.: Und beim Wandern, ich war trittsicher, hatte keinen Muskelkater, war abends entspannt.
Th.: Da hatten Sie offenbar wieder mehr Zutrauen in Ihre Kräfte gefunden.
P.: Ja, ich war auch überhaupt nicht k. o. vom Laufen, keine Rückenschmerzen, nichts.

Wiederkehrend supportiv intervenieren

Th.: Toll. Aber das zeigt doch, dass Sie eigentlich ziemlich fit sind. Also müssten Sie sich eigentlich gar nicht so irrsinnige Sorgen um Ihre Gesundheit machen, dass Sie morgen womöglich gleich umfallen könnten.
P.: Daran habe ich in den paar Tagen auch keine Gedanken verschwendet.
Th.: Das ist ja eine wunderbare Therapie gewesen. Wie können Sie das halten? Was können Sie hier davon umsetzen?
P.: Ja, meine Tiere und das, was mir guttut, habe ich ja hier. Aber hier hindert mich die Angst.
Th.: Ist die denn wiedergekommen zu Hause?
P.: Ja, ganz komisch.
Th.: Erzählen Sie mal, wie ist das?
P.: Jetzt bist du bald zu Hause, dann steht da wieder die Angst.
Th.: Als würde die Sie wieder zu Hause erwarten?
P.: Ja. Zu Hause beschäftigte mich gleich wieder: Wie geht es wohl dem Freund? Der wurde wieder operiert.

In dieser Sequenz macht die Therapeutin den Patienten darauf aufmerksam, dass er, indem er die Vermeidung der ängstigenden Situationen aufgibt, neue Erfahrungen mit sich macht. Hier z. B. erlebt er, dass er mehr Kräfte hat als er sich zugetraut hatte. Allerdings gelingt das Neue eher in der Fremde, zu Hause holt ihn die Angst wieder ein.

Der Patient kommt auf die Trennung seiner Eltern zu sprechen.

P.: Da fehlen ein paar Jahre.
Th.: Da fehlen ein paar Jahre an was denn?
P.: Ja, was weiß ich: an Behütetsein oder an Obhut.

Frühe Trennungs- und Verlusterfahrungen benennen

Th.: Ja. Sie haben doch eigentlich da Ihre Mutter verloren. Auch wenn die hin und wieder noch zu Besuch kam. Aber das ist ja nur ein ganz jämmerliches Trostpflaster für das, was ein Kind in dem Alter eigentlich braucht. Also ich denke, das ist ein ganz, ganz schwerer Verlust gewesen.
P.: Ja, das stimmt auch.
Th.: Ich denke, damit haben Sie irgendwie gelernt zu leben, aber das haben Sie nicht verwunden.

Verständnis für die Entstehung der Symptomatik schaffen

Hier wird eine wichtige Differenzierung eingeführt, die im späteren Durcharbeiten des ZBKT eine Rolle spielt und auch eine Erklärung für die Entstehung der Symptomatik liefert: Der Patient hat den frühen Mangel überlebt, aber nicht verarbeiten können.

P.: Wahrscheinlich nicht. Ich hab immer gelernt, so früh als möglich auf den eigenen Beinen zu stehen. Und wie es im Inneren aussieht, danach hat nie jemand gefragt. Und das ist nie zum Ausbruch gekommen.
Th.: Ach ja, auch das. Das finde ich sehr wichtig, dass Sie sagen: Wie es in Ihrem Inneren aussah, danach hat nie jemand gefragt. Und das ist ja etwas, was ein Mensch ganz stark braucht: dass man sich auch mit seinen Gefühlen an andere anlehnen kann. Und damit Verständnis findet und Schutz und Trost. Das ist ja auch in der einen Kindheitserinnerung so deutlich geworden. Dass sie gestürzt sind und haben sich weh getan, und der Vater hat sie zwar abgeklopft, aber gar nicht ...
P.: getröstet.
Th.: Ja. Der hat sich also um Ihren Schmerz nicht gekümmert, und ich denke, das kann man vielleicht auch prototypisch verstehen für den Umgang Ihres Vaters mit Ihnen. Der hat sich schon gekümmert und es hat Ihnen materiell an nichts gefehlt, er hat für Erziehungspersonen gesorgt. Aber dieses Innere vom Herzen her ...
P.: Ja.
Th.: Sie waren nicht sicher in der Beziehung und Bindung.
P.: Mhm.
Th.: Da sind Sie zu kurz gekommen. Und mit diesem Mangel ...
P.: Da bin ich gut ausgestattet worden mit diesem Mangel.
Th.: Haben viel Mangel mitgekriegt, meinen Sie?
P.: Ja, wenn ich das jetzt nüchtern betrachte. Manchmal hab ich denn Wunsch, es müsste noch jemand leben von meinen Eltern. Um da mal sagen zu können, ich möchte mal was aufarbeiten, was meine Kindheit angeht. Ich hab schon am Grab meines Vaters mal gestanden, aber was nützt es.
Th.: Gestanden, und?
P.: Ich sag das jetzt mal so: Ich hab ihm erklärt, dass er ein Arschloch war.

Enttäuschungsaggression wird deutlich

Th.: Ah ja. Ein bisschen spät, er kann es ja nicht mehr hören. Aber es ist vielleicht auch eine Befreiung, das mal auszusprechen?
P.: Ja.
Th.: Sie können nur noch mit dem gestorbenen Vater reden.
P.: Ja, aber ob er mir zuhört oder nicht ...
Th.: Auch das müssen Sie jetzt wieder allein machen.
P.: Mhm.
Th.: Sie haben, so wie Sie mir Ihre Lebensentwicklung beschrieben haben, haben Sie sehr wesentliche Dinge entbehren müssen. Das was ein Kind wirklich braucht ...

In dieser Sequenz kommt der Patient emotional in Kontakt mit seinem frühen Mangel, wie er es nennt. Es geht um einen Mangel an emotionaler Zuwendung, empathischer Anteilnahme und sicherer Konstanz in der Beziehung zu den primären Objekten und seiner daraus resultierenden Enttäuschungsaggression, die er so berührend am Grab des Vaters versucht loszuwerden.

Der Patient kommt dann auf seine berufliche Situation zu sprechen und darauf, dass er auch dort mit Abschied und Ende große Schwierigkeiten gehabt habe.

Bemühen um gemeinsames Verstehen

Th.: Beschreiben Sie mir das bitte noch genauer. Ich habe das noch nicht verstanden.

P.: Bei der Arbeit: Jetzt hast du was erreicht und damit ist es wieder vorbei. Es ging zu schnell, das zu lösen.

Th.: Und was für ein Gefühl hat das dann ausgelöst?

P.: Dass ich da irgendwo wieder von vorne anfange, wieder nach Neuem suche. Das bringe ich in Zusammenhang mit dem Abschied.

Th.: Wie eine Leere?

P.: Sie sagen es. Und so hab ich das Gefühl, das mich das kontraproduktiv macht.

...

Th.: Ja. Das Problem, immer wieder Abschied nehmen müssen, das erleben Sie auch bei der Arbeit.

P.: Dann kommen diese Gefühle hoch in puncto Angst und Abschied nehmen.

Th.: Als wären Sie dann wieder allein.

P.: Ja.

Th.: Und dann bleiben Sie allein zurück. Allein und leer.

P.: Ja. Gut, dass wir das jetzt mal haben. Das ist genau so, als wenn ich in ein tiefes schwarzes Loch stürzen würde. Und dann kommt dieses Thema Angst um mich herum.

Th.: Tiefes, schwarzes Loch. Wenn Sie jetzt aber normal arbeiten würden: Dann wäre doch die nächste Aufgabe auf dem Tisch. Also dann ist das Loch nicht so groß. Dann können Sie sich der nächsten Fragestellung zuwenden.
Und wenn wir dieses unangenehme Thema noch mal aufgreifen: Man könnte ja sagen, dass Sie im Moment auf jede Form von Abschied, auch wenn es Abschied von einer Aufgabe ist, dass Sie da im Moment vielleicht überempfindlich darauf reagieren.

P.: Ja. Und komischerweise auf irgendetwas Negatives warte, oder auch erwarte. In einem nächsten Gespräch oder irgendeinen Brief.

Verknüpfung des gegenwärtigen Erlebens mit der Genese

Th.: Aber ist das nicht auch Ihre Kindheitserfahrung? Da ging es doch auch Schlag auf Schlag. Die Mutter weg, dann kam diese komische Stiefmutter ins Haus, der Vater immer weg, dann durften Sie nicht in der Nähe des Vaters lernen, sondern waren allein in einer fremden Stadt in ganz jungen Jahren, dann wurden Ihnen Ihre Tiere weggenommen. Das waren doch andauernd Verluste.

P.: Ja. Aber ich habe das dann lange zu kompensieren versucht, um da einen Ausgleich zu schaffen. Einen Ersatz. Über die Leistung.

Th.: Die Leistung musste dann einen Ersatz schaffen ...

P.: Für Verlorenes, Entgangenes.

Th.: Ja, für die Geborgenheit in einer Bindung.

P.: Ja. Und ich habe jetzt zwar dem Kollegen und dem Kunden geholfen, aber mir selbst ist damit weniger geholfen.

Th.: Genau. Und das ist es doch, worum es jetzt vielleicht geht. Dass Sie jetzt etwas finden, was Sie innerlich satt macht, was Ihnen hilft.

P.: Sie sagen es.

Th.: Oder das finden können, darauf wird es ankommen.

P.: Mhm, ja.

(Der Patient atmet durch.)

Th.: Aber Sie sind ja gut in Bewegung. Ich freue mich für Sie, dass Sie so einen schönen Urlaub hatten und so wichtige Erfahrungen machen konnten.

P.: Ja, ich bin auch froh, dass ich es gemacht habe und nicht gekniffen habe.

Th.: Ja, das ist ja auch noch mal eine Bestätigung, dass es richtig ist, wenn Sie Schritte nach vorne machen, und sich von der Angst nicht so beherrschen lassen. Wenn Sie der Angst nachgegeben hätten, wären Sie zu Hause geblieben.

Dynamik hinter den Symptomen wird erkennbar

In dieser Sitzung verfolgt der Patient wie die Themen Abschied, Mangel und Leere sich durch seine verschiedenen Lebensbereiche ziehen wie ein roter Faden und welche Gefühlsdynamik hinter seinen Symptomen verborgen ist. Indem er der Therapeutin seine innere Situation beschreibt, gewinnt er selber Einsicht in wichtige Zusammenhänge („Ich erwarte Negatives." … „Ich habe lange versucht, das zu kompensieren … über Leistung … als Ersatz [für die Verluste]."). Die Therapeutin beschränkt sich hier darauf, seine Selbstexploration empathisch zu begleiten, ihn zu bestätigen und Worte für sein Erleben zu finden. Die Sätze der beiden Beteiligten greifen ineinander, sie arbeiten als ein Team. Durch die Spiegelung und das Benennen fördert die Therapeutin den Prozess der Mentalisierung, der bisher lückenhaft war, so dass der Patient in seinem Denken über sich unterstützt wird.

3. Sitzung

Der Patient knüpft an die vorherigen Sitzungen an.

P.: Immer dieses Thema Tod, damit setze ich mich permanent auseinander. Ich habe was für den kranken Freund getan, und dabei habe ich mich gut und stark gefühlt.

Bezug auf das ZBKT als „Kernsätze"

Th.: Das passt ja zu diesen Kernsätzen, die wir zusammen rausgearbeitet haben, richtig gut. Sie haben ein tiefes Bedürfnis, sich zu kümmern, etwas Gutes zu tun. Viel für andere tun, gebraucht zu werden. Dann fühlen Sie sich gut. Aber die Frage ist dann: Wie geht es dann weiter? Wie nehmen die anderen das auf? Und was kriegen Sie vielleicht auch zurück?
Wie ist das dann in Ihnen weitergegangen? Dabei haben Sie sich gut und stark gefühlt …

P.: Weil ich dann abgelenkt bin. Weil ich das Gefühl habe, wenn andere Leute dabei sind, dann werden mal Späßchen gemacht, dass ich dann die Angst vergessen kann. Aber wenn das dann alles vorbei ist, dann ist das, als wenn jemand einen kalten Eimer Wasser über mich gießen würde, urplötzlich beginne ich zu grübeln und komme zu keinem Ergebnis.

Th.: Ja? Was haben Sie dann ganz genau gedacht?

P.: Ich war dann der Letzte und habe angefangen zu schwitzen. Habe gedacht: Was ist, wenn du jetzt von der Leiter fällst? Zur Schlafenszeit habe ich wieder darüber nachgedacht: Was ist, wenn? Wenn ich eine Straße überquere oder beim Autofahren, was könnte passieren? Das kam dann so geballt auf mich zu.

Th.: Was ist wenn … Wie geht der Satz denn weiter?

P.: Wie geht es weiter, wenn ich nicht mehr bin? Oder was passiert dann mit alldem um mich herum usw.?

Th.: An wen denken Sie denn da?

P.: Ja, ich denke an meine Familie.

Th.: Ja.

Th.: Wie würden die damit fertig werden, falls Ihnen was passiert oder …

P.: Ja. Obwohl es mich dann ja gar nicht mehr betreffen würde.

Th.: Wenn man das mal ganz praktisch weiterdenkt: Wie ist das denn, haben Sie da Vorsorge getroffen? Gibt es denn eine Lebensversicherung? Oder wie wäre das?

P.: Ja. Die brauchen alle keine Angst zu haben. Ich weiß gar nicht warum ich da …

Th.: Ja, aber es gibt ja auch noch was anderes als nur das Finanzielle.

P.: Ja.

Th.: Wie geht es Ihrer Frau dann?

Die Therapeutin fragt nach der Reaktion des Objekts, um zu explorieren, wie seine Ängste sich in den familiären Beziehungen auswirken bzw. aufgenommen werden.

P.: Richtig. Ich weiß es auch manchmal nicht zu erklären. Ich habe da auch öfter mit meiner Frau darüber gesprochen. Sie sagt mir dann, ich soll mal darüber nachdenken, wie viele Menschen schon vor mir eines natürlichen Todes gestorben sind durch Krankheit oder Unfall und auch da sind die Angehörigen wieder zurechtgekommen nach einer Trauerzeit. Meine Frau sieht das ganz nüchtern. Fürchterlich nüchtern sogar finde ich.

Th.: Das ist ja auch nicht so schön, fürchterlich nüchtern.

P.: Nein. Sie geht mit der Geschichte Tod halt lockerer um.

Th.: Wenn Sie sich so sorgen, das klingt ja so, als sei Ihre Angst weniger: Was passiert mit mir, wenn ich sterbe? Sondern Sie sorgen sich mehr um die anderen als um sich. Was für Folgen hat das für die anderen, die Frau, die Kinder?

P.: Ja, ich komme da so an zweiter Stelle. Ich denke immer, wenn ich es vorher wüsste, was auf mich zukommt, dann könnte ich es vielleicht ändern oder abbiegen, oder wie auch immer.

Th.: Sie möchten gerne in die Zukunft schauen.

P.: Ja, ohne die Angst: Da steht einer an der nächsten Ecke.

Funktion der Sorgen explorieren

Th.: Also, wenn Sie sich so sorgen um die Frage, wie es Ihrer Frau oder Ihren Kindern geht, wenn Sie vorzeitig, also nicht in hohem Alter, sterben, dann machen Sie sich ja Sorgen um etwas, das Ihnen schon passiert ist, nicht?

P.: Ja.

Th.: Sie haben schon Ihre Eltern verloren, beide in jüngeren Jahren.

Die Therapeutin bringt die aktuellen Todes- und Verlustängste in Zusammenhang mit früheren Lebenserfahrungen des Patienten, die den aktuellen Gefühlen einen Sinn geben.

P.: Ja. Und in der Phase, da hatte ich ja in der Vergangenheit schon überlegt, mir selbst das Leben zu nehmen. Was ich ja im Moment nicht mehr beabsichtige. Ich denke, es muss ja eine Zukunft geben. Aber das Positive am Leben täglich zu sehen, das fällt mir in Phasen, wo ich alleine bin, eben sehr schwer.

(Der Patient weint hier.)

Th.: Mhm.

P.: Dann kam noch hinzu: Bei uns waren in der Ortschaft auch zwei Beisetzungen. Die kannte ich beide, sind urplötzlich verstorben. Da wurde das mit den Ängsten wieder schlimmer.

Th.: Da ist es wieder passiert.

P.: Ja.

Th.: Ja, das ist allgegenwärtig. Und es kann jederzeit passieren; damit müssen wir leben lernen. Und ich denke, Ihnen fällt das besonders schwer, weil Sie das in der Kindheit so oft, zu oft getroffen hat, dass jemand in ihrem Leben plötzlich verschwunden ist.

P.: Ja, da sagen Sie das Richtige. Mich erschüttert das so, dass sich die Reihen in der Nachbarschaft immer mehr lichten.

...

Th.: Sie fürchten, dass Ihre Angehörigen genauso schlecht zurechtkommen mit Ihrem Tod, wie Sie mit dem Tod und dem Verschwinden von nahen Menschen fertiggeworden sind.

Die vom Patienten befürchtete Katastrophe wird mit dieser expressiven Intervention bearbeitet, die einen unbewussten Zusammenhang herstellt, den der Patient bejaht.

P.: Ja. Meine Kinder waren ganz schockiert, als ich darüber gesprochen habe, wie viel ich mich mit dem Tod beschäftige.

Der Patient kommt auf seine Suizidalität zu sprechen.

P.: Ich habe einfach keinen Sinn mehr gesehen. Im gesamten Weltgeschehen. 11.09., Israel etc.

Th.: Wenn die Welt so ist und die Menschen so miteinander umgehen, damit will ich nichts zu tun haben?

P.: Ja. Aber ich kann mich nicht einfach aus dem Staub machen, meine Familie im Stich lassen.

...

Schublade als Metapher für innere Prozesse

P.: Die Angst, die dann wieder hervortritt. Warum kann ich das nicht einfach wieder in eine Schublade packen. Und ich würde auch gern den Schlüssel da rumdrehen.

Th.: Ja. Es ist Ihnen ja früher gelungen. Viele Jahre hatten Sie ja was in einer Schublade versperrt. Und ich glaube, die ist jetzt aufgebrochen.

P.: Ja. Aber wie kriegt man die wieder geschlossen? Wer schiebt sie mir wieder zu?

Th.: Das ist eine spannende Frage. Also ich frage mich, ob es überhaupt darum geht, die wieder zuzusperren. Oder ob man vielleicht, ob wir hier vielleicht manches Mal durchblättern müssen, was da so in dieser Schublade ist, um es dann ...

P.: Um damit leben zu können?

Th.: Ja.

P.: Aber ich denke, wir haben im Grunde doch schon ganz schön tief geblättert. Also ich habe Ihnen Dinge erzählt, die ich ansonsten so niemand offenbaren würde. Schon nach dem ersten oder zweiten Gespräch.

Th.: Ja. Und heute ist ja erst das dritte Therapiegespräch, Sie sind ja noch gar nicht lange hier.

P.: Ja. Oder bilde ich mir ein, dass ich Ihnen von Anfang an schon ganz schön viel offenbart habe?

Th.: Das ist richtig. Offenbart heißt ja: Sie haben die Schublade aufgemacht und erstmal das gezeigt, was da drin ist. Und meine Vorstellung ist, dass da eben auch „Unverdautes" drin liegt.

P.: Was ich aus der Vergangenheit vielleicht nicht verarbeitet habe?

Th.: Ja. Und dass es eben darum geht, das noch ein bisschen mehr zu verdauen, damit Sie sich dann eben besser damit abfinden können.

P.: Mhm.

Th.: So ist es eben gelaufen, wir können ja die Vergangenheit nicht mehr ändern.

P.: Ja, wir können die Zeit nicht zurückschrauben.

Deutende und stützende Interventionen im Wechsel

Th.: Nein, aber wir können Sie vielleicht stärker machen, dass Sie jetzt auf einer besseren Stufe damit fertig werden können. Mit 4 Jahren ist man ja völlig ausgeliefert. Wie soll man das denn verdauen, wenn die Eltern sich nicht einigen können und die Mutter plötzlich weggehen muss. Das kann man ja gar nicht verarbeiten, das kann man ja nur erleiden und überleben, nicht?

P.: Ja. Ich meine, mit 4 Jahren habe ich da auch nicht darüber nachdenken können. Ich meine, gefühlsmäßig kann es schon sein, dass ich da manchen Tag meiner Mutter hinterher geweint habe, das glaube ich ganz bestimmt, wenn irgendwas war. Ich kann mich da zwar nicht dran erinnern, aber das wäre ja bei jedem Kind so.

Th.: Ja, Sie haben da wohl auch ganz tapfer versucht, sich da anzupassen und mit dem, wie ihr Leben dann von den Großen bestimmt wurde, fertig zu werden. Und dann haben Sie sich eigentlich, denke ich, nach dem Vorbild von Ihrem Vater in Arbeit gestürzt um tüchtig zu sein. Und das ist Ihnen ja auch gelungen, Sie waren ja sehr tüchtig, haben eine Menge aufgebaut.

P.: Ja.

Th.: Aber das Gefühlsmäßige, das ist irgendwie …

P.: Auf der Strecke geblieben.

Th.: … auf der Strecke geblieben. Oder zumindest diese Schmerzen. Andere Gefühle waren ja da. Sie haben ja geheiratet und Kinder bekommen.

In dieser Sitzung wird dem Patienten bewusst, dass er lange Jahre schwierige Verlusterfahrungen verdrängt hat, und dass er die daraus resultierende Ängste, dass Tod und Verlust unerträglich seien, unbewusst auf seine Familie überträgt. Er spricht Phasen von suizidalen Gefühlen an, die er dynamisch als Problem beschreibt, neben den Schreckensmeldungen (hier wird die Generalisierung der Ängste deutlich) noch „das Positive am Leben" zu sehen. Die Therapeutin kann da empathisch mitgehen, markiert aber auch, dass Tod und Verluste unvermeidbar zum Leben gehören, sagt „damit müssen wir leben lernen". Gleichzeitig vermittelt sie dem Patienten, dass er so früh und unbegleitet davon betroffen war und so eine besondere Vulnerabilität entwickelt hat.

Verdrängung als adäquater Lösungsversuch in der Kindheit

Der Patient findet daraufhin mit dem Bild von der „Schublade", die aufgegangen sei, eine sehr plastische Metapher für den Verdrängungsprozess, der für ihn als Kind ein adäquater Lösungsversuch war, was die Therapeutin versteht und anerkennt. Seinem Wunsch, diese Schublade wieder schließen zu wollen, stellt die Therapeutin die Auffassung gegenüber, dass es notwendig sei, sich die Inhalte der Schublade anzusehen um sie verarbeiten zu können. Aus ihrem Gegenübertragungserleben entsteht in der Therapeutin das Bild vom „Unverdauten" in der Schublade, was einmal auf die Entstehungszeit der Schubladeninhalte in der oralen und analen Phase hinweist. Zum anderen leitet diese Metapher zu dem jetzt therapeutisch anstehenden Prozess hin, diese Inhalte zu „verdauen" im Sinne einer inneren Verarbeitung, was der Patient unmittelbar versteht und aufgreift. Hier wird also (von der Therapeutin angestoßen und vom Patienten aufgenommen) ein Bild vom therapeutischen Prozess und seinen Zielen entwickelt. Das bewirkt im Patienten ein besseres Verständnis für sich selbst, er begreift, dass er als Vierjähriger noch gar nicht die Fähigkeit haben konnte, die belastenden Erfahrungen zu verarbeiten. Interessanterweise benennt er hier mit seiner Differenzierung zwischen „nicht darüber nachdenken können", aber gefühlsmäßig davon ergriffen und überfordert sein, genau die pathogenetisch relevante Fähigkeit zur Mentalisierung, über die er damals nicht verfügte. Das wird von der Therapeutin in einer supportiven Intervention bestätigt und ermutigend auf den therapeutischen Weg verwiesen, für den sie sich als Begleiterin anbietet („Wir können Sie stärker machen …").

P.: Ja. Aber wie, wie soll ich das bewältigen? Das ist immer das große Fragezeichen, das ich mit mir herumtrage. Ich habe alte Fotoalben durchgeblättert. Ich kann mein Elternhaus nicht verteufeln. Ich ärgere mich über manches, wenn ich alte Fotos sehe und bringe damit Situationen in Verbindung. Im Rahmen einer Klassenfahrt wurden mal die Eltern eingeladen. Von meiner Sippe war niemand dabei. Und da denke ich mir: Warum habt ihr mich überhaupt in die Welt gesetzt? Da hieß es immer, du machst das schon, bist kein Kleinkind mehr.

Th.: Da sind Sie so allein gelassen worden, nicht? Und heute können Sie ganz schlecht alleine sein, als erwachsener Mann.

P.: Ja, da ist es genau umgekehrt.

Th.: Als würden diese alten Dinge noch mal so aufkochen.

P.: Richtig. Das kommt so peu à peu hoch. Oder wirklich mal zusammen Urlaub. Da kann ich mich ganz gut dran erinnern, das war nur einmal, zwei Tage.

Th.: Mit wem waren Sie da …

P.: Mit Vater und Großvater.

…

Th.: Da hatten Sie ein bisschen familiäre Geborgenheit. Das war etwas Kostbares, wovon Sie viel zu wenig gekriegt haben.
P.: Ja, vielleicht.

Konkrete Überlegungen zur äußeren Realität und Lebensgestaltung

Patient und Therapeutin besprechen abschließend, wie er langsam wieder zu arbeiten beginnen könnte.

4. Sitzung

Die vierte Sitzung verläuft nach dem intensiven Auftakt etwas ruhiger. Der Patient spricht von somatischen Aspekten, seinem Blutdruck und seiner Medikation. Er komme zur Ruhe, habe mittags geschlafen, was ihm peinlich sei. Er entspanne öfter mal, fragt die Therapeutin aber auch: „Hat denn müde sein nichts mit Schwäche zu tun?" Versuche der Über-Ich Milderung scheinen zu gelingen. Er krame viel in der Vergangenheit zurzeit. Seine Lebenssituation sei stark verändert dadurch, dass er mehr Zeit mit seiner Frau verbringen könne. Er genieße das, das Paar mache viel zusammen. Die Therapeutin greift die erkennbaren Veränderungen auf und hebt sie hervor.

Th.: Sie sind in die Gänge gekommen.
P.: Ja, aber die Angst ist mein ständiger Begleiter.
Th.: Ja, erzählen Sie doch mal, wie war es mit der Angst in den letzten Tagen?

Der Patient schildert dann, wie er mit sich umgeht. Auch in der Vergangenheit sei er ein harter Chef gewesen, nach dem Motto: Es muss gehen. Er habe unnachgiebig die Peitsche geschwungen. Die Therapeutin zieht die Parallele zur Gegenwart, also dazu, wie der Patient mit sich selbst umgeht (Beispiel Mittagsschlaf). Sie hebt auf den hohen Anspruch bei der Arbeit ab, der mit Überforderung einhergeht.

P.: Das Menschliche blieb auf der Strecke.
Th.: Sie haben da sicher bei sich selbst einige Grenzen überschritten. Der geschäftliche Erfolg stand ganz im Vordergrund. Heute haben Sie mehr Lebenserfahrung.
P.: Ich bin gar nicht der, den ich damals dargestellt, gespielt habe. Das stimmt mich traurig. Ich war immer unter Volldampf.

Funktion des hohen Leistungsideals wird erkennbar

Th.: Wem wollten Sie denn was beweisen?
P.: Mir selbst. Dem Vater.
Th.: Hat Ihr Vater das jemals anerkannt?
P.: Er ist nur einmal zu mir ins Geschäft gekommen und hat etwas Anerkennendes gesagt. Aber das hat mich bestärkt.

Der durchgängig hohe Leistungsanspruch kann in dieser Sitzung benannt werden und dessen Nachteile geraten für den Patienten mehr ins Blickfeld. Der Patient thematisiert in dieser Sitzung insbesondere den Teil seines ZBKT, in dem es um den Wunsch geht, etwas Positives für sich und andere zu schaffen. Deutlich wird gleichzeitig, dass er sich mit der bisherigen Art der Umsetzung dieses Wunsches überfordert, weil er am zu harten „unmenschlichen" Leistungsideal des Vaters orientiert ist. Das merkt der Patient als er formuliert: „Ich bin gar nicht der, den ich damals gespielt habe." Hier geht es auch um die Reaktion des Objekts wie es in seinem ZBKT benannt ist: „Aber andere sind hart zu mir oder lassen mich im Stich."

5. Sitzung

Der Patient berichtet, wie er sich bei der Gartenarbeit körperlich verausgabt hat und sich überfordert bei anstehenden Tätigkeiten.

Thema der vergangenen Stunde wird wieder aufgegriffen

Th.: Sie treiben sich innerlich an und setzen sich unter Druck. Was spricht dagegen, mittendrin auch mal Pause zu machen?

Der Patient beschreibt den Wunsch, die Arbeit fertig zu bekommen, aber auch seine körperliche Verfassung dabei. Er habe seinen Hunger unterdrückt und einfach weitermacht. Seine Arbeitsmoral sei es, alles im Laufschritt erledigen. Er thematisiert die daran geknüpfte Hektik und Zwanghaftigkeit.

Th.: Sie sind ein sehr ordentlicher Mensch. Das sind ja auch gute Werte. Aber es gibt auch noch andere Werte. Zum Beispiel Ihre Gesundheit und Ihre Ausgeglichenheit. Und Sie haben diesen hohen Blutdruck und Unruhezustände, die Sie nachts am Schlafen hindern. Und das ist doch auch ein ganz wichtiger Wert. Zu sagen, ich möchte mir meine Arbeit so einteilen, dass ich mich nicht damit kaputt mache. Oder so überfordere, weil ich mich permanent unter Druck setze, dass ich dann nachts vor Überdrehtheit nicht schlafen kann.

P.: Sie sagen es. Ich habe richtig gepowert und mich verausgabt, und habe trotzdem nachts nicht schlafen können. Und das ist das, was mich dann wieder beunruhigt.

Th.: Und was für einen Reim machen Sie sich darauf?

P.: Ich habe gerade darüber nachgedacht. Mensch, du müsstest doch schlafen wie ein Bär.

Th.: Ja, nach so einer Anstrengung.

P.: Aber das kleinste Geräusch, schon bin ich wach. Ich grüble, bin wieder putzmunter.

Th.: Könnte es nicht sein, dass Sie nicht richtig schlafen können, weil Sie sich permanent unter Druck setzen und hetzen? Da die Ansprüche so hoch hängen, egal wie die körperliche Verfassung ist, dass die Erledigung der Aufgaben, superordentlich und picobello und möglichst schnell, das hat ja Vorrang vor allem anderen. Und da gehen Sie über Ihre Grenzen und machen einen Druck, den Sie dann nicht mehr loswerden können. Um schlafen zu können, muss man ja entspannen.

P.: Mhm.

Th.: Da muss man ja den Druck und die Anspannung abfallen lassen können, und vielleicht geht das dann nicht mehr.

P.: Ja, das ist wahrscheinlich so.

Th.: Ranpowern, gut, dann merken Sie auch, was für Kräfte Sie haben. Aber warum nicht auf zwei Tage verteilen? Und warum mittags den Hunger unterdrücken? Die Arbeit läuft Ihnen nicht weg. Aber Ihre Gesundheit läuft Ihnen weg.

P.: Da kommt aber das Thema Zeit. Die Zeit läuft mir weg. Ich habe manchmal das Gefühl, ich habe nicht mehr so viel Zeit aufgrund meiner Ängste, die ich habe. Dass mir wenig Zeit bleibt. Weil ich immer noch denke: Irgendwann ist das ganze Thema erledigt.

Th.: Sagen Sie mal deutlicher, was Sie meinen.

P.: Dass ich irgendwann versterbe.

Th.: Aber das erreichen Sie ja eher durch diese Art von Arbeitshaltung.

P.: Ja, da stimme ich Ihnen zu. Aber da jetzt mal zu sagen: Halt! Letztlich weiß das ja keiner von uns, wie viel Zeit ihm noch bleibt.

Psychodynamische Überlegungen zur Symptomatik

Th.: Ich verstehe. Und diese Angst treibt Sie dann an.

P.: Ja. Das ist das, was mich nachts auch permanent beunruhigt. Wo ich dann sage: Was brauchst du eigentlich Schlaf, sei lieber aktiv. Aber das ist ja blöd.

Th.: Aber da stellt sich ja die Frage: Wie ist denn die Zeit gut genutzt, selbst wenn man nur ganz wenig Zeit noch hat zum Leben?

P.: Das kann ich Ihnen sagen: Indem ich die Arbeiten, die liegengeblieben sind, so schnell als möglich erledige.

Th.: Ist das das Wichtigste, die Arbeit zu erledigen?

P.: Ja, ich habe dann das Gefühl, was Ordentliches zu hinterlassen.

Identifizierung und Relativierung von Über-Ich und Ich-Ideal

Th.: Und wo bleibt Ihre Lebensfreude und Ihre Bedürfnisse?

P.: Die schraube ich vielleicht zurück.

Th.: Sie haben ja einen richtigen Sklaventreiber in sich.

Das aktuell bearbeitete Material wird wieder mit dem ZBKT in Zusammenhang gebracht

Die Therapeutin nimmt Bezug auf das ZBKT und stellt erneut eine Verknüpfung mit der Biografie des Patienten her.

P.: Ja, warum kommt das jetzt erst, diese Einsicht?

Der Patient kommt dann auf seine Beziehung zu sprechen, erwähnt, dass er seiner Frau die Wünsche von den Augen ablese. Die Therapeutin stellt wieder einen Bezug zum ZBKT her.

Th.: Da sind wir ja wieder bei Ihren Kernsätzen. Sie wollen etwas Positives schaffen und anderen etwas Gutes tun. Ähnlich wie bei der Gartenarbeit. Aber Sie setzen sich so sehr ein, dass Sie dabei über Ihre Grenzen gehen.

P.: Ja, vielleicht schon.

Th.: Und manchmal sind Sie dann enttäuscht, weil Ihr Einsatz nicht so gewürdigt wird.

P.: Ja.

Th.: Und am Ende macht es Ihnen Angst, wenn Sie an Ihre körperlichen Grenzen geraten, weil Sie sich wieder einmal völlig überfordert haben.

P.: Ja. „Wie soll es gehen, wenn ich so nicht mehr kann?“, frage ich mich dann.

Th.: Ja. Und das zeigt uns aber doch auch, wie wichtig es ist, dass es künftig auch anders gehen kann. Und Sie eben gar nicht erst in diese Überforderung und Erschöpfung hineingeraten.

In dieser Sequenz arbeitet die Therapeutin hauptsächlich mithilfe klarifizierender und supportiver Interventionen am zu strengen und perfektionistischen Über-Ich des Patienten und sie ermutigt ihn zu mehr Selbstfürsorge.

6. Sitzung

Der Patient berichtet davon, wie es ihm in der Urlaubspause ergangen sei. Er sei oft gereizt und aufbrausend gewesen, die Sitzungen hätten ihm gefehlt. Auch habe er sehr unter seinen Schlafproblemen gelitten. Es sei ihm peinlich, dass er mittags mal geschlafen habe. Die Therapeutin greift realitätsnah den Aspekt der Schlafstörungen und die Erschöpfung des Patienten auf.

Th.: Zu schlafen würde Ihnen sicher gut tun jeden Mittag.

Es wird dann im Sinne einer Über-Ich-Entlastung von der Therapeutin fokussiert auf das peinliche Berührtsein des Patienten wegen seines Mittagsschlafs, was sie als Indikator für eine unmenschliche Arbeitsmoral interpretiert. Es erfolgt nochmals die Verknüpfung mit der Arbeitsmoral des Vaters. Die Therapeutin hebt auf die notwendige Selbstfürsorge des Patienten ab. Es wird besprochen, wie ein Arbeitsversuch aussehen könnte mit einer angemessenen Balance zwischen Leistung und Erholung.

Th.: Wie möchten Sie Ihr Leben in Zukunft einrichten?
P.: Keinen Raubbau mehr mit mir selbst.

Der Patient berichtet dann ausführlich von Ärger und Wut, wie in seiner Branche mit dem Personal umgegangen wird und wie Kunden abgezockt werden. Die Therapeutin greift das vom Patienten vertretene Wertesystem auf. Sie stellt eine Verknüpfung zum ZBKT her (etwas Positives für sich und andere schaffen).

Schließlich bringt die Therapeutin noch aktiv die Sprache auf die Ängste, weil sie in der Vermeidung des Themas einen Widerstand vermutet.

Ängste aktiv aufgreifen

Th.: Mir ist aufgefallen, dass heute noch gar nicht von ihren Ängsten die Rede war.
P.: Die sind noch da, aber ich will das nicht jedes Mal hier so nach außen kehren.

Der Patient berichtet vom kranken Freund und der Schwiegermutter, die nicht mehr richtig esse und keinen Lebenswillen mehr habe.

Th.: Ist das nicht in Ordnung nach einem langen, ereignisreichen Leben?
...
Th.: Sie legen viel Wert darauf, dass es Ihren Tieren gut geht, und den Menschen. Nur die Selbstfürsorge, die ist nicht so gut entwickelt. Vielleicht könnten Sie da mehr drauf achten.
P.: Ja. Und ich bin auch nicht mehr ganz so erschrocken und ängstlich.

7. Sitzung

Therapeutin bezieht sich aktiv auf die Ängste

Der Patient berichtet ausführlich von einem Klassentreffen. Er zieht Vergleiche zu anderen und findet, ihm gehe es doch ganz gut. Er spricht über seine Fähigkeit, anderen zuzuhören und Lösungswege aufzuzeigen. Die Verknüpfung von vergangenen Erlebnissen, seiner chronischen Überlastung und den nachfolgenden Ängsten taucht wieder auf. Patient und Therapeutin orientieren sich dabei am ZBKT. Die Therapeutin bringt die Ängste erneut aktiv ins Gespräch. Es wird besprochen, ob und wie sich die Ängste ändern. Die Themen Fürsorge und Sicherheit tauchen erneut auf. Der Patient erwähnt seine Übervorsichtigkeit mit den Enkelkindern. Er habe Angst, dass diesen etwas passieren könnte. Die Therapeutin versucht, den Patienten zur Selbstexploration anzuregen.

Th.: Haben Sie eine Idee, warum das so sein könnte?

Der Patient habe selber immer alles ausprobiert als Kind, habe alle Verbote ausgelotet. Er kommt auf ein Gespräch mit seinen Kindern zu sprechen.

Der Patient spricht dann viel über die Schwiegermutter und wirkt dabei sehr ausweichend. Die Therapeutin lenkt seine Aufmerksamkeit schließlich auf ihn zurück.

Th.: Wie geht es denn mit Ihnen weiter?

Der Patient greift nun seine Ängste konkret auf. Er könne immer noch nicht allein sein; höchstens 2 bis 3 Stunden, ansonsten mache er sich Sorgen um die Frau. Es beruhige ihn, wenn ein Nachbar vorbeikommt. Wenn gar keiner da ist, bekomme er Angst. Auch in der Dunkelheit habe er Angst.

P.: Was wäre, wenn meiner Frau was passieren würde?
Th.: Ja, was wäre dann?
…
Th.: Üben Sie auch ruhig allein zu sein. Wie geht es Ihnen, wenn nicht gleich jemand kommt? Wie können Sie sich solche Zeiten angenehm gestalten, es sich schön oder zumindest erträglicher machen?

Diese Sitzung ist immer wieder geprägt vom Widerstand des Patienten, sich mit seiner Angst auseinanderzusetzen, sowie seinem Festhalten an bisherigen Abwehrmanövern, bei denen er die Aufmerksamkeit vermehrt auf andere lenkt.

8. Sitzung

P.: Unsere Oma hat's geschafft. Hat sich verabschiedet.
Th.: Sie ist gestorben?
P.: Ja, am Freitag.
Th.: Ach, das tut mir ja leid.

P.: Sie ist aber ganz friedlich eingeschlafen.
Th.: Wie schön. „Sie hat's geschafft?", wenn Sie das so sagen klingt das so, als ob sie das auch ein bisschen positiv sehen können.
P.: Ja. Wenn ich da im Nachhinein so drüber nachdenke.
Th.: Sie hatten sich ja sehr davor gefürchtet, oder?
P.: Ja.
Th.: Wie geht es Ihnen damit?

Der Patient berichtet, er habe zusammen mit seiner Frau bis zuletzt an ihrem Bett gesessen, die Schwiegermutter hatten sie ein paar Tage zuvor aus dem Krankenhaus nach Hause geholt.

Th.: Das war für Sie ja dann eine ganz wichtige Erfahrung. Dass jemand Nahestehendes mal nicht zu jung und unter Schmerzen und Krämpfen und ohne, dass Sie sich verabschieden konnten, verstorben ist, sondern …
P.: Das hat mir sehr geholfen, dass ich diese Möglichkeit hatte, das so mitzuerleben.
Th.: … sie ist ja an Altersschwäche gestorben.
P.: Ja. Das ist wunderschön, dass das so im Kreise der Familie gewesen ist.

Nun gehe es darum, das Haus der Schwiegermutter auszuräumen. Der Patient sei da gerade eher nüchtern, für seine Frau sei das jetzt mal schwieriger.

P.: Ich habe das Gefühl, in dem Haus riecht es so nach Tod. Ich war ganz erstaunt, dass ich überhaupt nach dem Tod meiner Schwiegermutter in das Haus reingegangen bin. Vielleicht hab ich das gebraucht. So als Konfrontation.
Th.: Genau. Sie haben seit zweieinhalb Jahren ständig Angst vor dem Tod. Vor Ihrem eigenen oder dem anderer Menschen. Und jetzt ist ein Mensch tatsächlich gestorben. Ein Ihnen nahe stehender Mensch ist gegangen. Und es war nicht schrecklich, sondern irgendwie auch stimmig.
P.: Genau.
Th.: Und das heißt, Sie merken auch, dass Sie stärker sind als Sie dachten. Und dass der Tod nicht immer eine Katastrophe ist und traurig.

Neue Erfahrungen markieren

Die Therapeutin markiert sehr deutlich, dass dem Patienten hier eine existenziell wichtige neue Erfahrung gelungen ist, die zu einer anderen Reaktion des Subjekts führte, als im ZBKT formuliert („Ich ziehe mich dann enttäuscht zurück … und bekomme Angst") ohne dass das ZBKT explizit benannt wird.

P.: Ja. So wie ich das empfunden habe, dieses sanfte Einschlafen. Ich habe mich zwar nicht getraut, sie noch mal anzufassen, das war mir zu kalt, aber ich habe sie angeschaut. Und sie sah völlig entspannt aus. Das hat mich irgendwie umgekrempelt. So, dass ich denke: „Mensch, wenn ich wirklich mal dran sein sollte, dann würde ich mir das auch so wünschen, dass ich mich verabschieden kann und mir denke, so, dass war's dann. Positiv." Das war ein Schritt nach vorn. Dass ich da auch nicht gekniffen habe.
Th.: Sie sind dem wie ein erwachsener Mann begegnet, habe ich den Eindruck. Sie hatten zwar Angst davor, aber Sie konnten dem standhalten. Und das

ist auch eine ganz wichtige Erfahrung, die Sie jetzt machen konnten. Denn wenn man Angst hat und vor dem, was Angst macht, wegläuft, dann wird die Angst immer größer. Aber wenn man die Angst aushält, genau hinguckt, sich „konfrontiert", wie Sie treffend sagen, dann wird die Angst weniger oder verschwindet sogar.

Der Patient möchte zu Hause „klar Schiff machen" und Anfang nächsten Jahres auch beruflich wieder loslegen. Aber er werde sich neu organisieren müssen, um nicht in alte Arbeitsgewohnheiten hineinzurutschen. Er sei bereit, im beruflichen Kontext auch wie früher für bessere Bedingungen zu kämpfen – er sei so erzogen worden und schlucke nicht einfach alles.

Th.: Wenn Sie jetzt wieder einsteigen wollen und wieder kämpfen. Besteht da nicht die Gefahr, dass sie wieder an so einen Punkt kommen, wo sie sich auspowern?

P.: Nein. Ich werde anders kämpfen. Professioneller, viel mehr in Schriftform. Ich werde mehr Aktennotizen machen etc.

…

Konkrete Überlegungen zur künftigen Gestaltung von Arbeit und Privatleben

Th.: Was gibt es noch an Veränderungen? Die Sie anders machen wollen?

P.: Weniger Besuche pro Tag. Ich will weiterhin ein offenes Ohr für Kunden haben, aber nicht, dass ich mich dann zu Hause noch mit den Sorgen der Leute beschäftige.

…

Th.: Sie sehen sehr klar, dass es notwendig ist, dass Sie mehr Freizeit haben, mehr Pausen und Zeit mit der Familie, das, was Ihnen am Herzen liegt. Das ist gesundheitlich – für die körperliche und die seelische Gesundheit – sehr wichtig.

P.: Ja, ich kann es mittlerweile sehr genießen, mit meiner Frau eine Tasse Tee zu trinken und nicht so von Hektik getrieben zu sein.

…

Th.: So, wie Sie das jetzt geschildert haben, klingt das für mich so, dass Sie mit den Arbeitsanforderungen, die Ihnen vom Unternehmen gemacht werden, wohl schon fertig werden. Aber es gibt noch eine andere Instanz, die Ihnen Druck macht, die liegt in Ihnen und das ist Ihr eigenes hohes Arbeitsideal, das Sie vom Vater übernommen haben. Auf diese Instanzen müssen wir nämlich auch achten. Sie haben auch einen inneren Antreiber, nicht nur einen äußeren. So haben Sie nämlich arbeiten gelernt vom Vater – dass es keine Pausen gibt, dass man am Wochenende durcharbeitet und so weiter.

Die Therapeutin greift das ZBKT wieder auf:

Th.: Sie wollen etwas schaffen, machen das aber ganz alleine, und strengen sich dafür so sehr an, dass Sie sich damit völlig überfordern. So haben Sie es zumindest bisher gemacht.

P.: Ja. Aber diesen Raubbau will ich nicht mehr.

Der Patient hat einen starken Wunsch, sich zu verändern und entwickelt konkrete Vorstellungen für die Umsetzung.

5.3 Zweiter Therapieabschnitt: Mittlere Phase

In der nun folgenden mittleren Therapiephase wird das ZBKT verfeinert und eine Zwischenbilanz gezogen. Die Therapeutin bezieht das ZBKT auf verschiedene Beziehungen im Leben des Patienten und zeigt, wie das ZBKT dort immer wieder aufgetreten ist oder aktuell auftritt. Auch in der Beziehung zur Therapeutin wird das Auftreten des ZBKT beobachtet und bearbeitet.

Etwa zur Halbzeit der mittleren Therapiephase regt die Therapeutin dazu an, eine Zwischenbilanz zu ziehen. Dabei wird über das bisher Erreichte reflektiert und dieses quasi festgehalten, noch offene Punkte werden identifiziert und auf die Notwendigkeit der weiteren Bearbeitung wird von der Behandlerin hingewiesen.

9. Sitzung

P.: Die Erfahrung, die ich mit dem Tod meiner Schwiegermutter gemacht habe, hat mir einen ganz schönen Ruck gegeben. Ich bin voller Tatendrang.

Der Patient berichtet ausführlich von seinen Plänen.

P.: Ich habe zwar immer noch manchmal Ängste, dass mir zwischendrin etwas passiert, aber das steht nicht mehr so im Vordergrund.

…

Weiterentwicklung des ZBKTs

Th.: Ich habe mir noch einmal Gedanken gemacht über die Kernsätze, die wir am Anfang der Sitzungen formuliert haben und hatte den Eindruck, dass das noch nicht so ganz stimmig ist. Ich habe mir dazu noch einmal Gedanken gemacht und wollte das mit Ihnen bereden, was Sie dazu sagen – ob das zu Ihrer Wahrnehmung von sich selber passt. Eine neue Formulierung lautet so: „Ich wünsche mir eine heile Welt und jemanden, der ganz für mich da ist."

P.: Ja, die heile Welt besteht darin, anderen Wohligkeit geben zu können.

Th.: Anderen?

P.: Ja, ich fühle mich just in dem Moment mit wohl, wenn sich andere wohlfühlen. Jemand, der ganz für mich da ist – in Bezug auf meine Frau, das ist ja momentan der Fall. Nach dem Tod meiner Schwiegermutter hat meine Frau gesagt „Jetzt haben wir ja nur noch uns beide." Wir stützen uns gegenseitig.

Th.: So ein Zusammenhalt ist für Sie heile Welt?

P.: Ja. Die Außenwelt, z. B., wenn ich so über den Irakkrieg nachdenke, das ist die, die mich noch belastet. Das ist natürlich nicht die heile Welt.

Th.: Das ist klar, Sie sind ja auch nicht unrealistisch und sehen das auch, das belastet Sie. Dieser erste Satz ist jetzt allerdings so als Wunsch gemeint: „Ich wünsche mir eine heile Welt." Davor hatten Sie als erste Formulierung „Ich möchte etwas Positives für mich und andere schaffen." Finden Sie das zutreffender in der ersten Formulierung?

P.: Ja. Eine heile Welt, das ist so märchenhaft. Ich möchte, dass es anderen und mir gut geht.

Th.: Ah ja, das ist wichtig. Denn Sie müssen sagen, was am besten für Sie zutrifft. Als zweiten Satz habe ich jetzt neu formuliert: „Die anderen machen, was sie wollen" oder „Andere lassen mich im Stich." Was finden Sie da zutreffender?

P.: Das trifft beides zu.

Th.: Gut. Und dann wäre jetzt Ihre Reaktion auf diese Erfahrung: „Deshalb strenge ich mich an, alles selber zu machen, und wenn ich das körperlich nicht mehr kann, bekomme ich Angst." Da habe ich an die Situation gedacht, als es anfing mit den Ängsten, da hatten Sie ja körperliche Symptome.

P.: Ja. Zurzeit geht es mir körperlich aber ja sehr gut.

Th.: Hmmh, ein Glück. Der Kern liegt – denke ich – darin, dass es für Sie so unheimlich wichtig ist, sich unabhängig zu machen. Sie strengen sich so unheimlich an, aus eigener Kraft etwas aufzubauen. Das könnte ja auch im Zusammenhang stehen zu den Ängsten. Denn Sie haben sich vielleicht übermäßig angestrengt.

P.: In der Vergangenheit, ja. Ich habe das Gefühl, jetzt ein Viertel der Leiter erklommen zu haben, was die Angstbewältigung angeht.

Deutung der Abwehr als expressive Intervention

Th.: Ah ja. Ich glaube, Ihre bisherige Lebensstrategie war doch sehr stark dadurch bestimmt, alles alleine machen zu wollen – um sich zu schützen vor der Enttäuschung, dass andere Sie im Stich lassen.

In der zweiten Hälfte ihrer Intervention deutet die Therapeutin die Abwehr des Patienten und vermittelt ihm so ein Verständnis für den tieferen Sinn (die Funktion) seines Symptoms der Selbstüberforderung durch Autarkiebestrebungen.

P.: Jetzt beziehe ich andere aber mit ein in das, was ich plane.

Th.: Das klingt gut. Das müssen Sie mir mal erzählen, wie Sie das machen.

Der Patient bringt verschiedene Beispiele, die erkennen lassen, dass er andere mehr in seine Pläne einbezieht und auch auf deren Kompetenzen zurückgreift. Er muss nicht mehr alles alleine machen. Die Therapeutin fragt nochmals gezielt nach den Angstsymptomen, die den Patienten tagsüber kaum noch beschäftigen, ihn nachts aber noch überkommen würden.

10. Sitzung

Der Patient sei aktuell einerseits voller Tatendrang, andererseits würden ihn negative Ereignisse, von denen er in den Nachrichten höre, ins Zweifeln darüber bringen, ob sich bestimmte positive Aktivitäten überhaupt noch lohnen. Einerseits könne er Leute mitreißen, überzeugen, andererseits würden ihn Selbstzweifel plagen.

P.: Das Komische ist, dass ich auf der einen Seite diese Ausstrahlung habe, dass ich von einer Sache vollkommen überzeugt bin und andere Leute mitreißen, überzeugen kann. Und andererseits überkommen mich solche Selbstzweifel. Die tue ich dann nicht kund – ich werde 'nen Teufel tun. Aber das wäre auch tödlich für die Sache. Aber das begleitet mich, es gibt diese Phasen. Ich will nicht sagen, dass ich noch diese Ängste habe, die ich vor 2 bis 3 Monaten hatte, die so ausgeprägt sind, dass ich Todesängste ausstehe. Aber dieses Beklemmende, dass ich mich nicht davon befreien kann. Ich kann nicht sagen: „Na gut, irgendjemand wird's schon richten und es wird irgendwann wieder ins Positive hinaus laufen", dafür sind die Geschehnisse, die mich begleiten, zu ausgeprägt, zu brutal, sag ich mal.

Th.: Das sind ja dann die Dinge, die Sie nicht beeinflussen können. Mir fallen jetzt wieder diese zentralen Sätze ein, die wir letztes Mal noch mal neu formuliert haben und wo deutlich geworden ist, wie wichtig es für Sie ist, Dinge selber zu schaffen, etwas in die Hand zu nehmen, sich unabhängig von anderen zu machen. Aber an diesen Stellen, da merken Sie, dass man als Einzelner wenig Einfluss hat. ... Dass es Dinge gibt, die Sie nicht bewirken können und mit denen Sie auch irgendwie zurechtkommen müssen.

P.: Ja. Aber ich würde vielleicht noch viel mehr Einfluss nehmen. Das mag vielleicht überheblich wirken ...

Th.: Gibt es da eine Vorstellung, wie Sie das tun möchten?

P.: Am liebsten möchte ich kommunalpolitisch tätig werden.

Der Patient entwickelt neue Ideen zur wiedergewonnenen Aktivität

Der Patient bringt Beispiele von Situationen, über die er sich aktuell aufregt, und wo er der Meinung ist, dass die Politik sich mit Wichtigerem beschäftigen sollte.

P.: Meine Frau sagt zwar immer: „Du willst ja auf zu vielen Hochzeiten tanzen, du musst dir zu viel aufbürden", aber wahrscheinlich muss ich das.

Th.: Ja?

P.: Ich werde dieses Gefühl nicht los, dass das wieder auf mich zukommt, dass wenn ich kämpfen will, ich an vielen Fronten kämpfen muss. Um mich von meinen Ängsten befreien zu können. Dass ich da auch alleine weiter für stehen muss, dass man mich da auch für einen Ausgeflippten, einen Spinner gehalten wird, das mag ja sein. Aber das wird mich dann nicht erschüttern, ich bin andere Dinge gewohnt.

Th.: Das ist so das Spektrum, in dem Sie gerade innerlich noch ein bisschen hin und her schwanken. Auf der einen Seite die Dinge in die Hand nehmen, „kämpfen", wie Sie sagen, an vielen Fronten, und sich dabei vielleicht wieder zu übernehmen. Und die andere Seite wäre, in den Ängsten zu versinken und vor Angst gelähmt zu Hause hinterm Ofen zu hocken und gar nichts mehr zu machen. Gibt es da nicht irgendetwas in der Mitte?

P.: Ja, das ist leicht gesagt. Aber die Erfahrungen, die ich in der Vergangenheit mit Politikern gemacht habe, waren so, dass die Politiker nur Show machen und es zu keinerlei Resultaten führt. Die Parteien blockieren sich nur gegenseitig. Ich sehe da nirgendwo Licht am Horizont, für niemanden. ... Das ist das alles, was so auf mich einströmt und wo ich mir denke „meine Güte, warum nennt nicht mal jemand das Kind beim Namen und warum zieht man da nicht gemeinsam an einem Strang?"

Th.: Das ist jetzt ein gutes Stichwort. Gemeinsam an einem Strang ziehen. Das können Sie eben als Einzelner nicht bewirken. Die Idee, in die Kommunalpolitik einzutreten, um Einfluss nehmen zu können und in Ihrem Sinne Dinge voran zu treiben, kann ich gut nachvollziehen. Aber Sie müssen dann eben auch andere Menschen überzeugen, um zusammen da etwas zu bewirken.

Die Therapeutin hebt hier also wieder auf jenen Aspekt des ZBKT ab, der beschreibt, dass der Patient alles alleine macht. Sie ist offensichtlich besorgt, dass der Patient in alte, selbstüberfordernde und dann letztlich ängstigende Mechanismen geraten könnte.

11. Sitzung

In der 11. Sitzung geht es wieder in etwas ruhigerem Tempo voran. Der Patient berichtet nochmals ein wenig Biografisches und kommt zurück auf seinen früheren Arbeitsstil. Er erzählt dann von einem Bekannten, der als Selbstversorger „mit sich und der Natur im Einklang" lebe. Das fasziniere ihn sehr. Schließlich nutzt er die Sitzung, um Pläne für die nahe Zukunft zu besprechen. Er thematisiert seine Renovierungsarbeiten, aber auch den Wiedereinstieg in den Beruf. Er wolle erst mal nur mit nur einem Termin pro Tag beginnen, sich in Ruhe mit dem Geschäftspartner absprechen. Auch wolle er sich wieder ans Autofahren herantasten. Letzte Woche habe er bereits einmal das Auto bewegt. Es sei zwar ein komisches Gefühl auf der Straße gewesen, aber wahrscheinlich vor allem, weil es so ungewohnt geworden sei. Die Ängste könne er inzwischen besser beherrschen.

Fortschritte markieren und benennen

Der Patient wirkt insgesamt ruhiger, gelassener und weniger angestrengt. Die Therapeutin beschränkt sich in dieser Sitzung darauf, den Patienten in seiner ruhigeren Verfassung zu spiegeln und sich anerkennend über seine Entwicklungsschritte zu äußern.

12. Sitzung

Am Montag sei der Patient bei einer Kundin gewesen, die physisch und psychisch völlig fertig gewesen sei. Er habe sie nicht beruhigen können und habe selbst Angst bekommen; auch Angst davor, zu versagen.

P.: Ich hatte mir ja geschworen, dass ich so etwas nicht mehr an mich herankommen lasse. Ich habe kurz überlegt, ob ich einfach mit meinem Kollegen die Flucht ergreife. Aber dann bin ich doch da geblieben. … Irgendwann habe ich sie auch beruhigen können, konnte ihr ganz konkrete Hilfe anbieten. Aber wie gesagt, von diesem Montag an war das ein Horror für mich.

Th.: Aber Sie haben das doch anscheinend sehr gut bewältigt.

P.: Ja, aber ich sah ganz furchtbar aus, als ich nach Hause kam. Meine Frau hat sich richtig erschrocken. Von Montag auf Dienstag habe ich gar nicht im Bett gelegen. Ich war so kribbelig. Gestern hat die Kundin dann noch mal angerufen und es scheint alles wieder auf einen guten Weg zu kommen.

Th.: Das hat Sie dann auch sehr entlastet.

P.: Ja. Weil ich mit der Situation wahrscheinlich nicht fertig geworden wäre, wenn man da keine Lösung gefunden hätte. Ich kann das nicht einfach so an mir ablaufen lassen. Das geht mir doch unheimlich nahe, weil da Menschen dahinter stehen. Und ich kann Menschen nicht einfach ignorieren, wenn sie Probleme haben.

Th.: Ja, das tun Sie ja auch nicht. Lassen Sie uns jetzt aber mal ganz in Ruhe sortieren, was da passiert ist, dass Sie das so umhaut. Das ist ja das Problem von dieser Frau und ihrem Mann. In der akuten Situation haben Sie ja ganz konkrete Dinge mit ihr angepackt und Hilfsangebote gemacht, die ja auch gegriffen haben. Und Sie haben sowohl was das Fachliche betrifft als auch was das Menschliche betrifft, das doch ganz toll gemanagt und der Frau unheimlich geholfen. Als Sie weggefahren sind, war die Frau beruhigt und Sie waren fertig mit den Nerven. Was ist das? Ich versteh das noch nicht so richtig.

Die Therapeutin macht den Patienten darauf aufmerksam, dass seine Reaktion auf diese erste berufliche Erfahrung verwunderlich ist, weil er emotional zu sehr affiziert ist.

P.: Ich bin nach Hause gekommen und habe erst mal meinen Schreibtisch aufgeräumt und alte Sachen ausgemistet.

Th.: Also, Sie haben aufgeräumt, damit bei Ihnen nicht auch das Chaos ausbricht.

P.: Ja. Ich war da richtig rührig und emsig, richtig aufgekratzt.

Th.: Aufgekratzt. Was hat das in Ihnen wohl ausgelöst?

Therapeutin ermutigt wieder zur Selbstexploration

P.: Da kommt dann wieder die Gesamtsituation. Wenn ich Nachrichten höre …

Th.: Da fallen mir jetzt wieder diese zentralen Sätze ein, die wir für Sie herausgefunden haben. Dass Sie sich ja eigentlich so sehr dafür einsetzen, dass die Welt heiler wird und dass Menschen Menschen beistehen. Das ist ja immer Ihr starkes Bemühen. Das haben Sie am Montag bei dieser Kundin ja auch gezeigt. Und dann war da eine Situation, wo die Frau Ihnen vermittelt hat, dass sie sich bedroht und von allen im Stich gelassen fühlt. Und das ist im Grunde ja immer auch Ihre große Angst. Die anderen lassen Sie im Stich bei dem Bestreben, die Dinge gut zu machen. Sie versuchen dann, sich anzustrengen, alles selber zu machen und werden dann hektisch aktiv. Die Angst ist aber, Sie schaffen es nicht, Sie können die Dinge nicht retten und jemandem passiert etwas Schlimmes.

ZBKT wird mit dem aktuellen Ereignis in Beziehung gesetzt

P.: Sie sagen es. Genauso fühle ich mich auch. Hilflos dem gegenüber zu stehen. Zwar Hilfe geleistet zu haben, aber das ist nicht genug. Es gibt ja noch so viel anderes …

Th.: Das klingt ja so, als haben Sie diese Frau beruhigt und selber diese Angst und Aufregung mitgenommen, als habe die Sie angesteckt. So können Sie aber ja nicht arbeiten. Sie brauchen eine dickere Haut, um die Probleme anderer abschotten zu können und mehr zu sehen, wie viel Gutes Sie auch bewirkt haben.

P.: Dass mir das so unter die Haut geht, das ist das, was mich beängstigt. Ich will mich ja auch nicht ganz gegen die Probleme anderer Leute verschließen. Das wäre für mich kein Lebensinhalt.

Th.: Da geht es jetzt wieder darum, einen guten Mittelweg hinzubekommen. Sie wollen sich nicht ganz verschließen, aber Sie dürfen es ja auch nicht ganz annehmen.

P.: So, als wenn es mein ureigenes Problem wäre.

Therapeutin und Patient formulieren dann das ZBKT neu.

Das ZBKT wird weiter angepasst und verfeinert

Th.: Als Wunsch haben wir formuliert: „Ich wünsche mir eine heile Welt und jemanden, der ganz für mich da ist."

P.: Ja.

Th.: Wie Sie die anderen erleben: „Aber die anderen lassen mich im Stich oder verlassen mich."

P.: Das Verlassen war in der Vergangenheit. Ich fühle mich von der Familie im Moment nicht verlassen. Höchstens vom eigenen Mut.

Th.: Ja, also die Familie lässt Sie jetzt nicht im Stich. Aber wenn Sie mal mehr an Außenaktivitäten denken, in ihrem Arbeitskontext usw., da fühlen Sie sich ja oft alleingelassen, als Einzelkämpfer gegen das Unheil.

P.: Ja.

Th.: Die Konsequenz daraus ist: „Deshalb strenge ich mich an, alles selbst zu machen und wenn ich das körperlich nicht mehr schaffe, bekomme ich Angst."

P.: Das stimmt.

Th.: Wie könnte man den mittleren Satz noch umformulieren? Statt: „Die anderen lassen mich im Stich."?

P.: Im Kollegenkreis und stärker noch im gesamten Unternehmen verhalten die sich in manchen Situationen menschlich völlig unwürdig. …

Th.: Ist dann die Formulierung besser: „Aber den anderen sind menschliche Schicksale egal?"

P.: Ja, das passt genau.

…

Th.: Was können Sie jetzt aus dieser Situation mit der Kundin für Schlussfolgerungen ziehen?

P.: Ich werde in Zukunft, wenn so etwas geschehen sollte, nicht den Schwanz einziehen. Das habe ich mir in der Situation natürlich nicht anmerken lassen, aber danach …

Th.: Mir scheint, Sie übersehen ein bisschen, was für Stärken und Fähigkeiten Sie haben. Sie haben doch diese brenzlige Situation sehr, sehr gut gemanagt. Sie haben der Frau nachhaltig geholfen – menschlich, persönlich, psychisch, fachlich – da haben Sie doch sehr viele Fähigkeiten. Können Sie das sehen?

P.: Ja. Ich möchte auch kein anderer werden.

Th.: Und dann ist noch etwas Weiteres, nicht ganz so Erfreuliches, deutlich geworden: Nämlich, dass diese Erfahrung Sie viel zu sehr aufgewühlt, geängstigt und erschüttert hat. Und Sie haben jetzt etwas Spannendes gesagt, nämlich, dass Sie sich nach außen nichts anmerken lassen, aber nach innen sieht es anders aus.

P.: Ich hätte bald heulen können. Ich musste mich dermaßen zusammenreißen.

Th.: Aber d. h., Sie zeigen dann nach außen etwas ganz anderes als das, wie es Ihnen innerlich zu mute ist. Und da fehlt Ihnen, glaube ich, für sich selber das Handwerkzeug, um mit solchen Stimmungen und Gefühlen fertig zu werden.

P.: Das stimmt.

Th.: Und ich glaube, das hängt auch damit zusammen, dass Sie als Kind und Jugendlicher viel zu wenig gefühlsmäßigen Beistand und Anleitung hatten. Sie waren so viel allein, gefühlsmäßig allein als Kind und da ist etwas auf der Strecke geblieben. Wie man mit heftigen, schwierigen Gefühlen umgeht, da fühlen Sie sich hilflos, scheint mir.

P.: Ich hatte damals einen Hund, der war mein ein und alles. Das war derjenige, dem ich meine Gefühle mitgeteilt habe.

Th.: Und der Hund, der konnte Ihnen aber kein Vorbild sein, wie man mit menschlichen Gefühlen fertig wird. … Ich glaube, Ihr ganz innerstes Ich weiß noch nicht, wie stark Sie sind. In diesem Bereich, wo Sie unsicher sind, fühlen Sie sich vielleicht noch wie der kleine einsame Junge, der alleingelassen ist?

P.: Sie sagen es. Das fängt ja damit an, wenn ich zu lange allein bin. Wenn meine Frau z. B. doch noch eine Stunde länger bei den Enkelkindern bleibt und ich den Grund erst hinterher erfahre, das sind Situationen, in denen ich nervös werde. Da kriege ich richtig Schweißperlen auf der Stirn.

Th.: Da fühlen Sie sich im Stich gelassen und hilflos.

P.: Ja. Manchmal plausche ich dann mit dem Nachbarn von gegenüber …

Th.: Das scheint ja so, als ob Sie mittlerweile auch immer mehr Möglichkeiten finden, dann mit dieser Angst umzugehen.

Die intensive Arbeit am ZBKT ist wieder begleitet von die Genese einbeziehenden expressiven Interventionen, die das Verständnis des Patienten für sich selbst fördern sollen. Hier geht es um seine Bereitschaft, überempfindlich auf das Leid anderer zu reagieren und eigene Gefühle von Schmerz und Hilflosigkeit in sich zu verschließen.

Einsicht in das ZBKT fördern

13. Sitzung

Der Patient klagt über wenig Schlaf. Seine Ängste seien tagsüber weniger geworden durch die Aktivitäten, aber abends im Bett seien sie wieder da. Er habe davon geträumt, dass er sich die Hand gebrochen habe. Das habe ihn daran erinnert, dass er früher sehr leichtfertig mit seiner Gesundheit umgegangen sei. Er habe bei Krankheit immer zunächst weitergearbeitet und sei nicht direkt zum Arzt gegangen. Er berichtet, dass er viele Jahre auch gar nicht krankenversichert gewesen sei, um Geld zu sparen.

P.: Und heute bin ich übervorsichtig. Das ist eine komische Geschichte. Wenn jetzt ein Enkel auf die kleine Leiter klettert, dann stehe ich da direkt dahinter. Aus Angst, er könnte durch die Sprossen rutschen.

Th.: Sie sind da von einem Extrem ins andere gefallen. Von einer übermäßigen Sorglosigkeit ins Überängstliche. Was ich spannend finde ist, dass Sie das nachts so richtig durcharbeiten, so kommt mir das vor. Früher fehlte Ihnen die Selbstfürsorge und da haben Sie mit einer Härte gegen sich selbst und in einem derartigen Tempo gelebt, das Ihnen sicherlich nicht gut getan hat. Dass Sie das jetzt noch mal durcharbeiten, das ist sehr gut, nur, Sie sollten das nicht nachts tun statt zu schlafen.

P.: Dieses Wort „Tempo", das trifft es. In meinem ganzen Lebensverlauf ist zu viel Tempo drin. Wenn sich jemand verletzt hatte, dann habe ich nie verstanden, warum der eine Auszeit braucht. Das erschreckt mich heute, dass ich damals so gedacht habe.

Th.: Gut, aber das ist ja vorbei. Sie haben ja anscheinend viel draus gelernt. Vielleicht müssen Sie das zu einer anderen Tageszeit durcharbeiten und dann einen Schlusspunkt finden, indem Sie sich sagen „Gott sei Dank habe ich viel dazu gelernt. Das ist gut so, Punkt." Das ist ja Vergangenheit, darüber müssen Sie sich heute keine Sorgen mehr machen.

Zwischenbilanz in der 13. Sitzung

Es folgt eine Zwischenbilanz hinsichtlich der Therapieziele.

Th.: Inwiefern haben Sie sich schon den Therapiezielen, die Sie am Anfang der Therapie formuliert haben, angenähert?

P.: Insofern, als ich neue Ziele vor Augen habe. Dass ich nicht mehr diese Todesängste habe.

Th.: Was ist denn mit den Todesängsten?

P.: Die sind nicht mehr vordergründig. Auch wenn ich jetzt raus spazieren gehe, blicke ich nicht dauernd zurück, wie weit ich jetzt von zu Hause weg bin. Da habe ich kein Problem mehr mit. Wenn ich Tageszeitungen aufschlage und sehe, dass es bei uns in der Nähe mal wieder einen Unfall gab, dann beschäftigt mich das, macht mich betroffen, aber ich werde damit fertig. Insofern bin ich da ein ganzes Stück weiter. Auch das Ziel, wieder anzufangen zu arbeiten, da freue ich mich gewissermaßen wieder drauf. Ich bin auch nicht mehr so missmutig, habe diesen Lebensunmut nicht mehr.

Erreichte Therapieziele benennen

Th.: Das haben Sie sehr überwunden, nicht? Sie sind ja gerade auch sehr aktiv.

P.: Diese Auseinandersetzung mit mir selbst, die beschäftigt mich aber noch sehr und bringt mich nachts um den Schlaf.

Th.: Ja, da müssen wir noch dran arbeiten. Vor allem, wenn Sie wieder anfangen wollen zu arbeiten, dann ist der Nachtschlaf ja besonders wichtig.

P.: Was die Vergangenheit angeht, mein Verhalten und mein Umgang mit mir selbst, da muss ich noch aufpassen, dass ich das nicht wieder durchziehe, wie ich es früher gemacht habe. Alles allein machen, mich total überfordern.

Der Patient nimmt hier selbst die Verknüpfung zum ZBKT vor. Die Tatsache, dass er beim Bilanzieren dem Umgang mit sich selbst so einen hohen Stellenwert gibt, versteht die Therapeutin als Anzeichen eines veränderten Erlebens im Sinne von deutlich wahrgenommener Selbstwirksamkeit: Es steht nicht mehr die Angst vor der Angst und der vermeidende Rückzug im

Vordergrund, sondern das Bewusstsein: vieles hängt von mir ab, ich selber kann die Dinge beeinflussen.

Th.: Der Umgang mit sich selbst ist ein wichtiger Bereich, um den wir uns weiterhin kümmern müssen. Da der sich ja auch in vielem nieder schlägt – in der Schlafsituation, wie Sie mit Verletzungen umgehen und mit Ihrer Verletzlichkeit im weiteren Sinne.

Noch offene Therapieziele und anstehende Aufgaben benennen

14. Sitzung

Der Patient stellt in dieser Sitzung selbstständig wichtige Verknüpfungen her und beschäftigt sich mit der hinter dem ZBKT stehenden Genese. Deutlich werden seine Fortschritte bezüglich der Fähigkeit zur Selbstexploration.

Er sei am Wochenende am Grab seiner Eltern gewesen und habe Ihnen gesagt, dass ihm das „harmonische" Familienleben früher gefehlt hat. Seinem Vater habe er gesagt, er sei ein „Arschloch" gewesen, weil er stets sehr hart gewesen sei. Hier tritt die früher verdrängte Enttäuschungsaggression gegenüber den primären Objekten zu Tage, ein progressiver Schritt.

P.: Es gab Stunden, da konnte man feiern, aber dann musste es auch wieder gut sein. Und so handhabe ich das auch. Ich kann mich nie auf einer Geburtstagsfeier so sehr lange aufhalten, nach dem Kaffeetrinken und Abendessen reicht es dann auch.

Th.: Das ist offensichtlich so ein verinnerlichtes Muster, dass Sie vom Vater übernommen haben, obwohl Sie ja auch drunter gelitten haben.

P.: Das konnte ich bis dato nicht ablegen.

Th.: Ja, das ist schwer so etwas abzulegen. Aber es muss einem ja auch erst mal bewusst werden, was da passiert. Ich finde das sehr spannend, dass Sie das jetzt so verstanden haben und was mich auch sehr berührt, ist, dass Sie jetzt diesen Ärger auf die Eltern spüren konnten, die Ihnen vieles vorenthalten haben.

P.: Die haben mich mit vielen Geschenken überschüttet, ich hatte eine riesen Modellbaueisenbahn, aber das, was ich wirklich gebraucht hätte, haben sie mir nicht gegeben. Jetzt weiß ich auch, warum ich als Kind vieles kaputt gemacht habe. Ich wollte, dass die mir helfen, es gemeinsam zu reparieren. Vielleicht war das auch so ein Wink mit dem Zaunpfahl an meine Eltern.

Der Patient zeigt ein beeindruckendes psychodynamisches Verständnis seiner kindlichen Protesthaltung.

Th.: Mhm. Was haben Sie Ihrer Mutter gesagt?

P.: Meiner Mutter habe ich gesagt, dass sie eine herzensgute Frau war, was andere Menschen anging, mich aber nach meines Vaters Willen erzogen hat. Keine Schwächen zeigen, nach außen hin sich nicht anmerken lassen, dass man Kummer hat …

Th.: Ihre Mutter hatte ja selbst auch viel Kummer.

P.: Ja, aber das durfte niemand wissen. … Mein Vater musste selbst auch schon mit 16 Jahren anfangen und hat immer hart arbeiten müssen. Jetzt sehe ich die Zusammenhänge.

Der Patient berichtet noch, dass er seine Angst vor dem Autofahren überwinden musste, als er nach einem Betriebsausflug als einziger ohne Alkohol intus noch fahrtüchtig gewesen sei. Er habe dabei extrem geschwitzt, sei jetzt allerdings sehr froh darüber, dass er sich getraut hat. Die Angst vor dem Autofahren sei dadurch weniger geworden. Auch sei die Gruppenerfahrung gut gewesen.

Erreichtes wertschätzend benennen

Th.: Das war dann ja ein weiteres Erfolgserlebnis.

15. Sitzung

Der Patient schildert ruhig seine momentane Situation und berichtet Erfreuliches und Belastendes aus dem Alltag. Er schildert seine beruflichen Überlegungen, seine Umbaumaßnahmen sowie Urlaubsideen für die anstehenden Ferien. Seine Ängste hätten nachgelassen, schlafen tue er immer noch schlecht. Er thematisiert auch die Erschöpfung seiner Frau, die Überlegungen hinsichtlich einer Kur anstellt. Auch dabei wirkt der Patient ruhig und gelassen. Die Sitzung ist den Fortschritten des Patienten gewidmet, er beschäftigt sich mit einem optimistischen Ausblick in die Zukunft. Die Sitzung wirkt (auch hinsichtlich des Durcharbeitens des ZBKT) wie eine Verschnaufpause, die sich der Patient bislang so schlecht zugestehen konnte. Die erreichten Veränderungen werden in der Übertragungs-Gegenübertragungs-Dynamik spürbar und schlagen sich szenisch nieder, die Behandlung gerät gewissermaßen „in ruhigeres Fahrwasser".

16. Sitzung

Der Patient regt sich sehr über einen Konflikt zwischen einem Kollegen und einem Vorgesetzten auf. Dieser habe den Kollegen zu Unrecht angegriffen. Der Patient habe sich eingemischt, seine Meinung gesagt und den Raum verlassen. In Reaktion auf diese Vorfälle habe er ein paar Bewerbungen geschrieben.

Th.: Dass Sie sich nichts gefallen lassen, für Ihre Meinung einstehen, Kritik üben usw., das sind alles gute Sachen, finde ich. Was mir ein bisschen Sorge macht, ist, dass Sie sich so sehr übermäßig aufregen.

Aggressivität des Patienten als neue Facette in der Behandlung

P.: Ja, ich bin da sehr emotional. Ich hatte auch Angst davor, dass es in Aggressivität umschlägt und ich dem Mann an Schlips und Kragen fasse und ihm sage: „Jetzt halt den Mund."

Th.: Das war wahrscheinlich auch der Grund, warum Sie gegangen sind.

P.: Ja.

Th.: Da fallen mir jetzt diese drei zentralen Sätze ein, wo Sie sagen „Andere lassen mich im Stich oder denen sind Schicksale anderer egal." Das ist für Sie das rote Tuch und so wollen Sie nicht sein. Aber ich glaube jetzt verstehen zu können, dass Sie sich so sehr aufregen, weil man manchmal erlebt, dass das aber passiert. Und manchmal bringt Sie das schon in eine schwierige Situation, es sind Gefahren für Sie damit verbunden. Sie konnten da z. B. an der Fortbildung nicht weiter teilnehmen. Ich denke, dass Sie das auf eine Art und Weise tun könnten, bei der Sie auch die eigenen Interessen mehr schützen.

P.: Ja, man muss dran arbeiten. Dieses Streiten an sich hat mich innerlich richtig aufgewühlt.

Th.: Und dieses dann Weggehen, sowohl in der Situation als auch Ihre Initiative, sich jetzt woanders zu bewerben, da frage ich mich: Ist das dem Vorfall angemessen?

P.: Dem Vorfall ist das nicht angemessen. Aber ich vermute mal, dass es noch des Öfteren zu Disputen kommen wird. Mit diesem Kollegen und auch dem Vorstand, der jetzt soundso viel Prozent mehr Umsatz pro Jahr fordert. Dazu bin ich nicht bereit.

Th.: Das könnten Sie ja mit dem Vorstand besprechen, fachlich und in Ruhe über Ihren Standpunkt verhandeln.

P.: Ja (lacht). Ich nehme Sie mit, Frau S.

Th.: Das haben Sie gar nicht nötig.

Auch der aktuelle Vorfall kann wieder auf das ZBKT bezogen werden. Dabei taucht mit der Aggressivität des Patienten und seinem Umgang mit dieser auch eine neue Facette auf.

Konfrontation mit selbstschädigenden Aspekten

Daraufhin spiegelt die Therapeutin dem Patienten, dass sie seine Wut verstehen kann und berechtigt findet, konfrontiert ihn aber auch mit dem selbstschädigenden Aspekt seiner Überreaktion.

17. Sitzung

Der Patient berichtet von einem „Nachspiel" der ungerechten Behandlung eines Kollegen.

Th.: Das passt ja genau auf einen der zentralen Sätze, die wir für Ihre Hauptprobleme formuliert haben, nämlich im zweiten Satz: „Aber den anderen sind menschliche Schicksale egal." Das mobilisiert Sie ja immer, dann werden Sie ganz kämpferisch. Dann sind Sie aufgerufen, etwas zu tun. Übernehmen Sie sich aber dabei nicht, das ist die Gefahr, die ich für Sie sehe. Das regt Sie ja sehr auf und nimmt Sie mit, weil es an Ihre Probleme rührt.

P.: Nein. Wie gesagt, das motiviert mich ungemein. Die Hilflosigkeit eines anderen so auszunutzen, das kann ich so nicht stehen lassen. Das belastet mich, das gebe ich zu. Aber es ist nicht so, dass es mich aus der Bahn wirft.

Erstmalig widerspricht der Patient der Therapeutin in ihrer Einschätzung und zeigt so sein wachsendes Selbstvertrauen und seinen Mut, für den eigenen Standpunkt einzustehen, auch in der therapeutischen Beziehung.

P.: Die Arbeit macht Spaß, aber abends habe ich doch einen ganz schönen Durchhänger.

Th.: Beschreiben Sie mir das doch mal genauer.

P.: So ein Erschöpfungszustand. Gestern Abend z. B. hatte ich noch einen Anruf um halb neun und danach hatte ich richtig das Gefühl, mein Herz stolpert. Ich bin dann mit meiner Frau spazieren gegangen und dabei konnte ich ganz gut runterfahren. Danach war das wie weggeblasen.

Th.: Können Sie da für sich einen Zusammenhang herstellen mit diesem Anruf? Worum ging es da?

Der Patient berichtet von familiären Streitigkeiten bei seinen Kunden.

Th.: Sie haben da ja in ihrem Beruf sehr viel mit menschlichen Schicksalen zu tun.

P.: Ja. Es gibt manche Tage, in denen ich nichts Produktives geleistet habe, sondern sitze da und höre mir die Schicksale an.

Th.: Das ist dann etwas, dass Sie an Ihr eigenes Leben erinnert?

P.: Ja. Aber es ist nicht so, dass ich da für mich negative Dinge heraus ziehe, sondern ich wandle das um in positive.

Th.: Ah ja. Aber gestern, da ist Ihr Herz nicht rund gelaufen.

…

Neue Aspekte der auslösenden Situation werden erkennbar

Th.: Jetzt wird ja ein Problem Ihrer Arbeit deutlich, das mir bisher noch nicht so ganz klar war. Sie haben ja damals, als diese ganze Angstproblematik ausbrach, nicht nur zu viel gearbeitet, sondern ich denke, auch der Inhalt der Arbeit hat Sie belastet. Das wird ja jetzt sehr deutlich. Das kann man gut nachvollziehen, nur da müssen wir ja aktiv werden. Sie brauchen eine innere Abgrenzung, damit die Probleme der Arbeit Sie nicht privat zu sehr belasten.

P.: Ja. Zum Beispiel habe ich den Leuten auch meine Privatnummer gegeben, wo Sie mich abends bis 22 Uhr und auch am Wochenende anrufen können, wenn es brennt. Das sollte ich vielleicht ändern.

Th.: Ja, das geht zu weit. Da sollten Sie einen Rückzieher machen.

P.: Ich habe vor, mir eine neue Telefonnummer zu besorgen. Denn so bin ich manchmal der seelische Mülleimer für die Leute.

Th.: Wie können Sie sich abgrenzen?

P.: Abgrenzung findet dann statt, wenn ich Lösungen finde für die verschiedenen Parteien, die sich streiten. …

Th.: Das sind jetzt sachliche Lösungen. Was Sie aber belastet ist ja, wenn die menschlichen Schicksale und Probleme Sie dazu bringen, über Ihre eigene persönliche Situation ins Grübeln zu kommen. Da brauchen Sie noch mehr Abgrenzung, denke ich. Das eine mit der Telefonnummer, die Sie ändern können, ist schon eine äußere Abgrenzung, die Sie gut setzen können und die ich dringend erforderlich finde. Aber innerlich sollten Sie vielleicht auch manchmal einen Riegel vorschieben, damit Sie die Probleme anderer nicht ganz so dicht an sich ran kommen lassen.

P.: Da ist mein Naturell nicht für ausgelegt, so hart zu sein. Ich denke mal, Sie können das, dass Sie meine Probleme und die anderer Patienten nicht die ganze Woche mit sich herumtragen.

Th.: Und, komme ich Ihnen hart vor?

P.: Nein, im Gegenteil! Ich fühle mich bei Ihnen gut aufgehoben und wohl. Sonst würde ich mich nicht so offen mit Ihnen unterhalten. Aber wie ich daran arbeiten soll, das ist eine harte Nuss.

Erleben wird im Hier und Jetzt der therapeutischen Beziehung hinterfragt

Th.: Ja, das ist eine schwierige Balance. Ich nehme Ihre Anerkennung ernst. Dann haben Sie aber ja bei mir das Gefühl, dass ich zuhöre, es an mich ran lasse und mitfühle, aber ich kann dann wieder Abstand finden. Das ist notwendig, um diese Fülle von Problemen aushalten zu können. Das ist auch etwas, was man üben kann, was sich aber nicht unbedingt von alleine einstellt.

...

Ich möchte Sie noch mal kurz an die Kernsätze erinnern, die wir formuliert haben. (Liest das ZBKT noch einmal vor.) Das ist die Dynamik Ihrer Angst. Das setzt hier wieder voll ein. Dass Sie es schwer ertragen können, wenn die Welt nicht in Ordnung ist, wenn es Konflikte gibt und dass Sie das vielleicht übermäßig aufregt und mitnimmt und Sie dann auch zu einer etwas übermäßigen Anstrengung verleitet.

P.: Ja, da stimme ich Ihnen zu.

Th.: Was Sie tun, ist gut und Sie erreichen ja auch viel, aber es kostet Sie auch zu viel. Und daran müssen wir arbeiten.

P.: Ja, von der Physis her denke ich, kratzt es dann.

Th.: Ja, und so weit darf es nicht gehen.

P.: Ich komme ja gerne zu Ihnen. (lacht)

Diese Sitzung eröffnet den Blick auf einen wichtigen psychodynamischen Mechanismus des Patienten, wodurch das Verständnis für den im ZBKT formulierten Fokus vertieft wird: Der Patient wünscht sich nicht nur eine heile Welt und jemanden, der ganz für ihn da ist, sondern er kann Ungerechtigkeiten nicht ertragen, besonders wenn sie mit einem Machtgefälle verbunden sind. Und in seiner Reaktion des Subjekts spielt nicht nur sein Autarkiebedürfnis eine Rolle und ein übermäßig harter Arbeitseinsatz, sondern auch ein Mangel an innerer Abgrenzung gegenüber dem Leid und den Problemen anderer. Das motiviert ihn zu einem aggressiven Kampf für die Schwachen, deren Kummer er sich im Wortsinn zu sehr zu Herzen nimmt (er hatte wieder Herzbeschwerden). Man könnte also auch von einer Überidentifizierung und Übererregung (aggressiver Kampf) sprechen, die er dann ins Körperliche verschiebt. Die von der Therapeutin thematisierte Notwendigkeit einer inneren (emotionalen) Abgrenzung, schreibt er der Therapeutin als Fähigkeit zu, lehnt es aber für sich als Härte, die nicht sein „Naturell" sei, ab. Das ist ein spannender Moment, weil sein Erleben im Hier und Jetzt der therapeutischen Beziehung hinterfragt wird. Er stellt fest, dass er die Therapeutin als das „Gegenteil" von hart empfindet, sonst hätte er sich nicht so öffnen können. Der weitere Verlauf wird zeigen, inwieweit diese Begegnung eine Veränderung dieses Widerspruchs in ihm in Gang setzt.

Zunächst legt er die Situation humorvoll so aus, dass sich dadurch ergibt, dass er weiter (länger?) zur Therapeutin kommen muss, um daran zu arbeiten.

5.4 Dritter Therapieabschnitt: Abschlussphase

Die im Folgenden dargestellte letzte Phase der Therapie umspannt die 18. bis 25. Therapiesitzung und hat als Abschluss der Therapie eine zentrale Bedeutung. Die Therapeutin hebt in dieser Phase nochmals mehrfach die erreichten Therapiefortschritte hervor und thematisiert rechtzeitig das nahende Ende der Behandlung. Das ZBKT dient dabei weiterhin als roter Faden der Therapie und wird weiter durchgearbeitet.

18. Sitzung

Auch in dieser Sitzung berichtet der Patient von Fortschritten hinsichtlich seiner Ängste und es geht weiterhin um das Durcharbeiten des ZBKT, um seine Vermeidungstendenz zu überwinden.

P.: Heute Morgen war Premiere. Ich bin zum ersten Mal bei Eis und Schnee Auto gefahren.
Th.: Und wie ging es Ihnen damit?
P.: Auf der halben Strecke wollte ich schon umdrehen. Bin dann aber doch weiter gefahren. Ich freue mich sehr, dass ich angekommen bin und nicht abgebrochen habe.
Th.: Der Impuls war also umzudrehen. Und wie ist es dann innerlich weiter gegangen?
P.: Da dachte ich: „Wenn du jetzt kneifst, dann wird die Angst beim nächsten Mal noch größer." Außerdem war ich ja schon auf halber Strecke.
Th.: Aber es hat Sie schon Überwindung gekostet.
P.: Ja, schon. Insofern glaube ich, kann ich mich selbst loben.
Th.: Es geht ja deutlich vorwärts.

An dieser Stelle zeigt sich, dass der Patient die therapeutisch erarbeitete Einsicht (dass Vermeidung die Ängste verstärkt, während Aushalten der Angst hilft, sie zu überwinden) in die Tat umsetzen konnte und ist stolz darauf, dass ihm der Transfer in den Alltag gelungen ist. Mit ihrer supportiven Intervention erkennt die Therapeutin seinen Fortschritt an.

Der Patient spricht über seine Arbeitssituation.

Therapeutin exploriert aktiv Alltagssituation

Th.: Was haben Sie denn mit dem Telefon gemacht?
P.: Abends und am Wochenende habe ich das Telefon auf Umleitung geschaltet, so dass ich es nicht mehr höre.
Th.: Wie viele Stunden täglich haben Sie denn letzte Woche gearbeitet?

P.: Neun Stunden.
Th.: Hilfe!
P.: Aber das hat mich nicht umgebracht.
Th.: Das heißt aber, Sie können es nicht begrenzen?

Die Therapeutin ist deutlich besorgt, weil sie seine Beschreibung der Arbeitssituation als Wiederholung seiner früheren Überlastung auffasst.

Der Patient erzählt, wie es zu den langen Arbeitszeiten mit Außendienstkontakten kam.

P.: Abends konnte ich dann aber wunderbar entspannen. Meine Frau hat lecker gekocht und ich habe das Essen mit einem Glas Rotwein dazu richtig genießen können. Es ist erstaunlich, der Blutdruck ist zurzeit auch ganz normal.

Der Patient berichtet von einer Situation im Supermarkt, bei der die Kassiererin einen Kunden angepflaumt habe und er das so unmöglich fand, dass er gleich ein paar Takte dazu sagen musste.

Th.: Das mit dem Ärger, das ist vielleicht noch mal ein wichtiges Thema.
P.: Dass ich mich zu schnell ärgere?
Th.: Für Sie selbst stellt das ja eine Belastung dar und für die anderen auch, die darin involviert sind.
P.: Ich kann da die Situationen aber einfach nicht ruhen lassen, sondern muss mich da einmischen.
Th.: Sie wollen die Welt besser machen. Ich denke, Sie laden sich da auch viel auf. Das aufgebrachte Reagieren ist ja häufig ein Automatismus bei Ihnen.
P.: Das stimmt, da lade ich mir viel auf. Einfach die Dinge hinnehmen, wie das andere tun, das kann es aber nicht sein.

...

Th.: Ich denke gerade noch mal an Ihren zweiten Satz: „Aber den anderen sind menschliche Schicksale egal." Das regt Sie auf. Vielleicht muss man aber unterscheiden zwischen wichtigen und unwichtigen Situationen, in denen man sich aufregen will. Wenn Sie sich über alles, was in der Welt nicht gut läuft, aufregen wollen, sich einmischen wollen, dann kommen Sie überhaupt nicht mehr zum Schlafen. Denn da gibt es verdammt viel zu tun. Gucken Sie auf das, was Sie wirklich angeht, was Ihren Lebenskreis betrifft – Ihre Arbeit und Ihre Familie. Sonst überheben Sie sich. Und ich denke, das haben Sie in der Vergangenheit getan. Und da müssen wir aufpassen, dass Sie da nicht mehr reinrutschen. Das heißt, wenn die Verkäuferin jemand anderen anpflaumt, dann ist das sein Problem.
P.: Hmmh. Sie meinen, wenn er sich nicht zu verantworten weiß?
Th.: Ja. Wenn ein Kind angegriffen wird, dann würde ich da auch eingreifen. Aber bei einem anderen Erwachsenen, der kann selbst für sich einstehen. Es geht einfach darum, dass Sie sich nicht um jede Ungerechtigkeit in der Welt selber kümmern. Dann hört Ihr „Arbeitstag" nämlich nie auf.
P.: Hmmh. Ja.
Th.: Das ist diese Grenzziehung, an der wir weiter arbeiten müssen.

Markierung eines noch ungenügend bearbeiteten Themas

19. Sitzung

P.: Was ich Ihnen erzählen wollte: Es gab auf meiner Strecke letzte Woche einen tödlichen Unfall. Da ist ein junger Mann mit einem Lkw zusammengekracht. Da habe ich wieder gedacht: „Das hätte ich genauso sein können." Da bin ich dann sehr langsam und extrem weit rechts gefahren, um mir Sicherheit zu geben.

Th.: Das ist doch eine natürliche Reaktion.

P.: Ja, aber ich habe mich gefragt, ob ich, wenn ich Erster am Unfallort gewesen wäre, ob ich hätte helfen können. Früher konnte ich so was, aber heute bin ich da empfindlicher geworden.

Th.: Das müssen Sie vielleicht einfach akzeptieren, dass Sie da durch Ihre Lebensgeschichte empfindsamer geworden sind. Das ist doch in Ordnung.

...

P.: Ich hatte am Wochenende noch mal Gelegenheit, alte Kinderfotos anzugucken. Da waren unter anderem auch Bilder von meinen Großeltern und unserem Hof. Da gab es auch noch viele Tiere. Ich bin zu dem Schluss gekommen: Das, was ich mir bei meinen Schwiegereltern aufgebaut habe, ist für mich im Grunde genommen dieses zweite eigentliche Zuhause, was ich als ganz kleiner Bub kennengelernt habe. Genau das waren meine Kindheitsvorstellungen – dieses Idealbild eines Bauernhofs, heile Welt ...

Rückbezug auf die Wunschkomponente des ZBKTs

Th.: Das ist die Suche nach der heilen Welt, die wir auch in Ihren Kernsätzen formuliert haben. Vieles in Ihrer Welt damals war ja nicht heil. Aber die Tiere z. B. waren etwas, was Ihnen eine Art Halt und Geborgenheit gegeben haben, die ja an anderer Stelle sehr gefehlt haben.

P.: Ja. So schließt sich, glaube ich, auch der Kreis von meinem ganzen Werdegang. Und wenn ich mich dran erinnere, kriegte ich diesen ersten Knacks, als mein Großvater verstarb.

Th.: Das war ja auch kurz nachdem Ihre Mutter weggegangen ist, nicht?

P.: Ja. Das kam alles Schlag auf Schlag.

Th.: Das waren ja zwei ganz schwerwiegende Verluste, die Sie da in so einem zarten Alter – Sie waren vier oder fünf, nicht? – verschmerzen mussten.

P.: Ja. Ich hatte außer meinem Vater letztendlich auf unserem Hof nur noch einen Hund, der mir geblieben war. Der Hund ist auch nie von meiner Seite gewichen.

Th.: Das hat Ihnen gut getan.

P.: Mhm.

Es ist bewegend mitzuerleben, wie sich das Selbstverständnis des Patienten für seine Entwicklung zu einem leistungsstarken, autonomen Kämpfer von hoher Empfindlichkeit aus seinen Verlusten, Verletzungen und seiner Einsamkeit vertieft. Dabei erfasst er immer differenzierter bislang unbewusste Kompensationsmöglichkeiten (Tiere auf dem Bauernhof, sein Hund als treuer Gefährte).

Der Patient berichtet von einem Konflikt in der Firma: Er wolle sich nicht anpassen und maßregeln lassen. Er könne jedoch gut für sich einstehen und sei dennoch auch bereit, Kompromisse zu schließen.

Th.: Wenn Sie kämpfen und im Gespräch bleiben, finde ich das gut. Sorgen macht es mir, wenn Sie sagen, dass manchmal der Ärger dann so heftig ist, dass Sie lieber abdampfen, weil Sie sonst vielleicht zu aggressiv und heftig reagieren würden. Wenn Sie rausgehen, dann ist das erst mal ein Umgang für Sie, um diese heftige Wut wieder unter Kontrolle zu bekommen. Der hat aber den Nachteil, dass Sie dann nicht mehr Einfluss nehmen können.

Vermeidender Umgang mit Ärger und Aggression

P.: Da haben Sie Recht.

Th.: Und dann sind Sie alleine mit der Wut und mit dem Problem. Wenn ich jetzt wieder an Ihre drei Kernsätze denke, dass Sie eigentlich doch die heile Welt suchen und das Miteinander, und dann kommt als nächstes die kritische Wahrnehmung „Die anderen lassen mich im Stich, denen sind menschliche Schicksale egal", – ja, dann sind Sie allein, dann strengen Sie sich sehr an als Einzelkämpfer. Und da ist wieder die Gefahr, dass Sie sich übernehmen.

P.: Ich würde mich doch aber selbst belügen, wenn ich jetzt einen faulen Kompromiss eingehen würde.

Th.: Faule Kompromisse sind nicht gemeint, sondern sich konstruktiv zu streiten. Die Alternative wäre, in der Beziehung zu bleiben. Nicht aus dem Felde zu gehen und sich dann alleine überanstrengen zu müssen, sondern in der Beziehung zu bleiben und da so zu streiten und sich für die eigenen Standpunkte zu engagieren, dass Sie mit den anderen zu einem Kompromiss kommen. Denn dann sind Sie nicht so alleine in Ihrer Kämpfernatur und sind nicht so überlastet. Ich denke, das beginnt ja schon. Mit Ihrem Kollegen sind Sie sich ja sehr einig. Und das finde ich sehr wichtig, dass Sie auch da, wo Sie Kritik haben, diese einbringen und nicht aus dem Felde gehen und sich nicht zurückziehen, denn dann sind Sie allein.

P.: Das stimmt.

Es fällt auf, dass die Therapeutin in dieser Sequenz sehr aktiv interveniert. Offensichtlich löst der Bericht des Patienten in ihr besorgte Gegenübertragungsgefühle aus, er könne sich übernehmen oder selbstschädigend agieren. Sie konfrontiert ihn mit seiner Neigung, Kritik und Wut inadäquat auszuleben und weist auf mögliche Reaktionen im sozialen Umfeld hin. Sie wirkt fast etwas belehrend, was ihren therapeutischen Wertvorstellungen widerspricht. Das ist sicher durch das bevorstehende Ende der Therapie beeinflusst.

20. Sitzung

In der 20. Sitzung erzählt der Patient vom Fortschritt seiner Umbaumaßnahmen, einem Besuch des Sohnes und den Enkelkindern sowie einem gemeinsamen Ausflug mit der Frau. Er wirkt vergleichsweise gelassen und entspannt, kann sich sichtlich an schönen Ereignissen freuen. Die Sitzung verläuft ruhig. Der Patient scheint zunehmend sein hohes Leistungsideal relativieren zu können, was sich auch in der Dynamik von Übertragung und

Gegenübertragung abbildet. Auch in der Therapiestunde muss er sich weniger anstrengen und nicht in jeder Sitzung Großes leisten, sondern kann gelassener aus seinem Alltag berichten.

21. Sitzung

In dieser Sitzung wird von der Therapeutin erneut das ZBKT thematisiert, dabei werden vom Patienten erreichte Veränderungen erkennbar. Auch das Therapieende wird nun von der Therapeutin zum ersten Mal in den Fokus gerückt.

Veränderungen des ZBKTs werden klar erkennbar

Th.: Diese drei Sätze, die Ihre Probleme am besten charakterisieren, über die möchte ich heute noch mal mit Ihnen sprechen. Da hat sich ja vielleicht etwas verändert.

P.: Also, nach wie vor: Mit der heilen Welt und dem sich im Stich gelassen fühlen, das ist ja nicht so, dass das ganz ad acta gelegt ist, aber der Umgang mit der Geschichte ist ein anderer.

Th.: Ihr Umgang ist ein anderer. Können Sie das ein bisschen beschreiben?

P.: Ich versuche, die ganze Geschichte nicht immer gleich persönlich zu nehmen und lockerer zu sehen. Daran arbeite ich und das gelingt mir nicht in allen Fällen, aber im Großen und Ganzen weiß ich schon, es zu deuten. Was von außen auf mich einströmt, das ist nicht alles heile Welt und die werde ich auch nie hinbekommen.

Th.: Eine heile Welt ist ja ein Ideal, das es in der Realität nicht geben kann. Da kann man sich nur annähern.

P.: Es ist ja schön, wenn man Idealvorstellungen von sich und der Umwelt hat, aber das, was tagtäglich auch in meinem Beruf neuerdings wieder auf mich zuströmt, da bin ich erstaunt, dass ich das so gut wegstecke.

Th.: Ah ja. Also da hat sich deutlich etwas verändert. Sie sind da belastbarer – kann man das sagen?

P.: Ja. Ich habe das Gefühl, ich bin abends nicht gleich so, dass ich umkippe – nach dem Motto: „Heute hat mich das alles wieder völlig geschafft." Dass ich mich mit den Sachen abends noch beschäftige, das habe ich nicht ablegen können. Das will ich glaube ich auch gar nicht. Es ist schwer für mich, wenn ich tagsüber Eindrücke von Kunden gesammelt habe, mit denen ich sehr mitfühle, das völlig abzulegen.

Th.: Das arbeitet dann noch in Ihnen?

P.: Ja, das dauert dann noch so anderthalb bis zwei Stunden, bis der Kopf wieder frei ist.

…

Th.: Die Freude an dem, was Sie da an alten Werten erhalten und wieder neu zum Glänzen bringen [Renovierungsmaßnahmen] ist vielleicht auch ein Gegengewicht zu den unguten Nachrichten und unangenehmen Erlebnissen auf der Arbeit, was Sie früher ja sehr runtergezogen und bedrückt hat. Mir scheint, es nimmt Sie nicht mehr so mit.

P.: Gott sei Dank.

Th.: Besonders wichtig ist es ja auch in Hinblick auf die Ängste, die Sie ja hierher geführt haben. Wie würden Sie das beschreiben?
P.: Die begleiten mich. Ich kann nicht sagen, dass ich angstfrei bin. Angst von Natur aus habe ich sowieso. Aber dieses Erdrückende, was ich in der Vergangenheit hatte, dass die Angst mich gelähmt hat in meinen Handlungen, das ist weitaus besser geworden. Meine Handlungsfähigkeit ist erweitert.
Th.: Sie können wieder Autofahren, wieder arbeiten, ... Was ist denn aus der Angst geworden zusammenzubrechen oder schwer körperlich krank zu sein und bald sterben zu müssen?
P.: In den letzten Tagen stand wieder eine Todesanzeige in der Zeitung, zwei Jahre jünger als ich, und ich kannte den auch noch aus der Grundschule. Da habe ich wieder einen Moment gehabt, wo mich das erschreckt hat, weil der meine Generation ist. Ich habe mich damit auseinandergesetzt und das Thema Tod ist nach wie vor für mich eine ernste Sache. Aber dass mich jetzt tagsüber die Ängste noch begleiten, das ist unterschwellig geworden.
Th.: Unterschwellig, das ist eine gute Formulierung. Damit kann man ja leben. Das ist realistisch und besser, als wenn Sie den Tod völlig ausblenden würden oder so tun würden, als gäbe es das nicht. Das wäre ja das andere Extrem und das ist, glaube ich, auch nicht gut.
P.: Ich würde dann ja Gefahr laufen, dass die Angst irgendwann wieder durchbricht, in alter Form. Ich möchte mich schon mit der Situation und mit Ängsten, die auf mich zukommen, auseinandersetzen. Und auch zu wissen: Ich muss nicht die permanente Angst mit mir führen. Selbst wenn mir ein Unfall passieren sollte, dann bin ich ja machtlos. Das kann ich vorher ja nicht ahnen. Ich tue zwar mein mögliches, um keinen Unfall herbei zu führen, aber ...

Einsicht wird erkennbar

Th.: Man hat nicht alles in der Hand.
P.: Das zu erkennen war für mich ein ganz wichtiger Punkt: Dass ich nicht alles Unheil verändern kann.

Hier gibt der Patient zu erkennen, dass er eine therapeutisch erarbeitete Einsicht wirklich aufgenommen hat und im Sinne einer Entlastung nutzen kann, d. h., er hat diese rationale Einsicht auch emotional verarbeitet.

Der Patient erzählt von seinen Umbaumaßnahmen.

Th.: Das freut mich, dass Sie da so etwas Tolles aufgebaut haben.
P.: Ich denke, wäre meine Schwiegermutter nicht so plötzlich verstorben, dann weiß ich nicht, ob ich diesen Wandel vollzogen hätte. Zu erkennen – okay, wir müssen ja jetzt mit diesem leerstehenden Objekt etwas machen. Das war ein Ansporn zu sagen, wir ziehen so was durch.
Th.: Das ist ja vielleicht auch ein Symbol für das Leben überhaupt. Dass aus diesem traurigen Ereignis, das in gewisser Weise aber ja auch natürlich ist – Ihre Schwiegermutter war sehr alt – und nach einem schweren Abschied doch noch etwas Gutes erwachsen ist.
P.: Es ist zum Positiven geworden.

Therapieende wird von der Behandlerin thematisiert

...

Th.: Wie ist Ihnen denn zumute, wenn Sie ans Ende der Therapie denken?

P.: Es könnte passieren, dass ich Sie anrufe. Das habe ich bislang ja immer vermieden. Da habe ich mir immer gedacht, ich muss Sie auch mal in Ruhe lassen und einmal die Woche reicht. Aber am Mittwochmorgen wird mir dann schon was fehlen. Das wird sicher eine geraume Zeit dauern.

Th.: Das finde ich auch in Ordnung, das hat ja auch einen Wert und eine Wirkung gehabt.

P.: Es geht mir auch mit anderen Menschen so, dass ich mir dann zwischendurch doch die Frage stelle: „Was macht die andere Person", meinetwegen Frau S. Das ist dann nicht so, dass Sie völlig aus meinem Gedächtnis gestrichen sind, wenn wir unsere Therapie beendet haben.

Th.: Es ist ja auch eine Beziehung entstanden.

P.: Genau.

Th.: Ich werde auch mal an Sie denken.

P.: Das würde mich sehr freuen.

Th.: Und bin ja auch interessiert dann mal wieder in einem längeren Abstand zu hören, wie es Ihnen ergangen ist.

...

P.: Das ist genau das Thema, dieses Abschiednehmen. Menschen, die man lieb gewonnen hat, zu sagen: So, das war's. Das geht mir dann doch an die Nieren. Aber ich hoffe, dass es Ihnen weiterhin gut geht und Sie gesundheitlich auf dem Damm bleiben. Dann habe ich etwas, woran ich mich klammern kann.

Th.: Ah ja, das finde ich jetzt sehr spannend. Sie sagen, wenn Sie wüssten, es geht mir gut, dann kommen Sie damit zurecht?

...

P.: Mich beschäftigt schon sehr, wie Sie wohl so leben. Ich weiß darüber ja gar nichts. Ich bewundere Sie insofern, weil Sie tagtäglich so viele Charaktere einschätzen müssen, um überhaupt einen Plan erstellen zu können. Und dabei wirken Sie so fröhlich und ausgeglichen. Das imponiert mir sehr.

Th.: Jetzt haben Sie sich in meine Situation hinein gedacht und können sich vorstellen, dass mein Beruf auch nicht immer einfach ist.

Der Patient zieht hier eine Parallele zwischen seinem Beruf und dem der Therapeutin, die auch Strategien entwickeln müsse, um von den Sorgen anderer wieder Abstand zu nehmen. Deutlich wird, wie er sich mit der Therapeutin (und ihren Hilfs-Ich-Funktionen) identifiziert und sie angesichts des nahenden Abschieds verinnerlicht. Darüber hinaus spricht er erstmals von seinen Wünschen, die Therapeutin zwischen den Sitzungen anzurufen, um mehr Kontakt zu haben und seinem Interesse an ihrer Person und ihrem Leben. Er antizipiert, wie ihm die Stunden mit der Therapeutin fehlen werden. Die Therapeutin bestätigt, dass solche Gefühle sein dürfen und deutet an, dass auch er in ihr eine Spur hinterlässt, um den Prozess der Verinnerlichung anzuregen.

22. Sitzung

Der Patient berichtet davon, mehrere Tage von zu Hause weg auf einem Seminar gewesen zu sein.

Th.: Wie ist es Ihnen damit ergangen? Sie haben ja in den letzten Jahren die Nähe Ihrer Frau sehr gebraucht.

P.: Tagsüber ist das nicht so ins Gewicht gefallen, aber abends habe ich dann doch immer anderthalb Stunden mit meiner Frau telefoniert. Das hat mir dann eine gewisse Beruhigung gegeben.

Th.: Lassen Sie uns das noch mal beleuchten, was das heißt.

P.: Das eigentliche Alleinsein, die absolute Stille ... Da holt mich die Einsamkeit wieder ein.

Der Patient bezieht sich selbst auf das ZBKT:

Patient stellt selbst Bezug zum ZBKT her

P.: Nicht, dass ich mich von allen wieder im Stich gelassen fühle, aber die häusliche Umgebung fehlt, in der ich mich sauwohl fühle. Wenn dann keine zweite Person da ist, die mein Vertrauen genießt, und das ist nun mal meine Frau, dann kommt Unbehagen über mich. Dann brauche ich einfach ein Gespräch, auch wenn's nur das Telefon ist. Früher bin ich dann auch schon mal einfach mit dem Taxi oder dem Zug nach Hause gefahren.

Th.: Das ist ja sehr aufwendig. Es ist ja besser, da unabhängiger zu sein. Wenn Sie es mit sich alleine auch aushalten können. Oder sich sogar wohl fühlen würden, mal ganz alleine.

...

P.: Dieses Loslassen, das ist das, was ich bis jetzt noch nicht kann. Wenn meine Kinder da waren und die fahren dann wieder, da habe ich kein Problem mit. Aber bei meiner eigenen Frau, da brauche ich den Kontakt.

Th.: Sie brauchen den Kontakt, den Austausch und die Nähe.

P.: Ich weiß nicht, ob das egoistisch ist. Aber das brauche ich.

Th.: Sie sind ja ein gestandener Mann, der ansonsten ja völlig selbstständig ist. Das ist eine psychische Sache, für die Sie Ihre Frau brauchen.

P.: Ja.

...

Th.: Vielleicht ist es wichtig, erst mal zu verstehen, was Sie sich von Ihrer Frau holen, wozu Sie sie brauchen.

P.: Eine Geborgenheit.

Th.: Es scheint Ihnen ein ganz dringendes Bedürfnis zu sein, sich dieser Geborgenheit und Nähe jeden Tag zu vergewissern. Als hätten Sie das nicht in sich gespeichert und wissen nicht, dass das bleibt, auch über eine Woche hinweg.

Hier wird der Patient damit konfrontiert, dass es keine innere Repräsentanz einer mütterlichen Geborgenheit in ihm gibt.

P.: Ich habe Angst, dass das schlagartig zu Ende sein könnte.

Th.: Das ist doch komisch, nicht?

Mit diesem Kommentar macht die Therapeutin den Patienten darauf aufmerksam, dass sein völlig ich-syntones Verhalten eigentlich merkwürdig, nämlich symptomatisch ist und regt ihn mit ihrer Frage zur Selbstexploration an, woraufhin er spontan an seine Einsamkeitsgefühle in der Adoleszenz denkt.

P.: Ja. Ich bin ja mit 15 Jahren in die Lehre gekommen und da war ich auch ganz allein. Da habe ich abends nie leicht Schlaf finden können. Dieses innere Aufgekratztsein, das hat mich immer begleitet.

Wieder nimmt der Patient Bezug zu seinem ZBKT:

P.: Seitdem ich von zu Hause ausgezogen war, fühlte ich mich immer im Stich gelassen. Und zwar von allen.
Th.: Sind Sie zu früh aus dem Nest gefallen?
P.: Ja, denn die Lehre war ziemlich hart und streng.
Th.: Sie sagen mit 15, aber vermutlich ist dieses Ungeborgenheitsgefühl noch älter, Sie haben es dann bloß erst bemerkt, weil Sie alleine leben mussten.
P.: Ich habe auch dadurch vermutlich mit 15 Jahren schon meine ersten sexuellen Kontakte gesucht. Das, was mir mütterlicherseits gefehlt hat, das habe ich wahrscheinlich händeringend immer gesucht, und hab es dann auch gefunden. Und deswegen dieses Festhalten und Klammern an meiner Frau.
…
Th.: Ja. Aber das heißt ja, dass Sie es in der Beziehung finden und dass das aber immer an Ihrer Frau „kleben bleibt“ und Sie es aber nicht in sich aufnehmen können. Eigentlich ist ja das Ziel für einen Erwachsenen, dass er so viel Unabhängigkeit hat, dass er das Alleinsein aushalten kann. Dass er genug Geborgenheit in sich hat, dass er sich allein wohl fühlen kann.
…

Mangelnde Objektkonstanz wird deutlich

Th.: Lassen Sie uns mal kurz festhalten – was ist denn das? Das klingt so, als hätten Sie Angst, sie hätte sich zwischendurch auflösen können.
P.: Ja, ich musste sie sehen, das Telefon hat mir nicht gereicht. Ich konnte Sie dann mal kurz in den Arm nehmen.
Th.: Die ist noch da.
P.: Ja. Auf dem Rückweg war ich dann immer total beschwingt und beruhigt. Das hält aber nicht lange an.
Th.: Maximal 24 Stunden.
P.: Wie ein Süchtiger.
Th.: Ihre Frau ist Ihre Droge. Ohoh!
P (lachend): Keine schlechte Droge!

Der Patient kann mit Hilfe seines Humors diese im Grunde erschreckende Abhängigkeit von der konkreten Anwesenheit des Objekts („wie ein Süchtiger“) erkennen.

Th.: Jetzt ist es mir ein bisschen klarer geworden. Sie haben ja selbst das in Verbindung gebracht mit Ihrer Mutter, dass Ihnen mütterliche Geborgenheit fehlte. Sie sind ja früh von Ihrer Mutter verlassen worden und es hat viele andere Entbehrungen gegeben. Damals ist etwas nicht entstanden, was in einer normalen geborgenen Familiensituation entsteht. Sie konnten nämlich nicht verinnerlichen: „Ich bin aufgefangen in meinen guten, schützenden Beziehungen." Und deswegen macht Ihnen Alleinsein Angst. Sie müssen sich vergewissern: „Gibt es denn diesen Menschen noch?" Und Sie haben Ihr Leben so gestaltet, dass diese Angst gar nicht auftritt, indem Sie sich so fest an Ihre Frau geklammert haben. Ich könnte mir denken, dass Sie mittlerweile doch stärker geworden sind und erwachsener. Und dass Sie das inzwischen aushalten können. Sie wissen es nur noch nicht, weil Sie es noch nicht ausprobiert haben.

P.: Die Angst davor es auszuprobieren, diese Schwellenangst.

Th.: Ja, Sie verstehen mich sehr gut. Und ich denke, dass es Ihnen und Ihrer Frau sehr gut tun würde, wenn Sie daran arbeiten, den Zeitraum, den Sie ohne Ihre Frau aushalten und sich dabei gut fühlen können, auszuweiten. Da haben Sie ja einen guten Schritt gemacht, indem Sie es immerhin schon mal drei Abende und Nächte ausgehalten haben. ... Der nächste Schritt könnte sein, dass Sie diese drei Abende und Nächte auch ohne lange Telefonanrufe überstehen. Und dass Sie sich Gedanken machen: „Wie kann ich mir Geborgenheit geben? Wie kann ich mir den Abend in meinem Hotelzimmer so einrichten, dass ich mich wohl fühle?"

Ermutigung zum Ausprobieren und zur Selbstfürsorge

Die Therapeutin will mit dieser stützenden Intervention den Patienten ermutigen, etwas Neues auszuprobieren, was seine Fähigkeit der Affektregulierung stärken soll. Sie verbindet es mit Ratschlägen wie er das angehen könnte.

P.: Das ist eine schwierige Sache. ...

Th.: Kleine Schritte. Und es ist ja schon mal ein großer Fortschritt, dass Sie diese drei Tage ohne Ihre Frau gut überstanden haben. Mein Vorschlag wäre, dass Sie in so einer Situation als nächstes versuchen, mal einen Abend nicht anzurufen.

23. Sitzung

Der Patient berichtet stolz, er habe für einen Bekannten einen Lkw in eine weiter entfernte Stadt an einem Tag hin- und zurückgefahren, auch quer durch die Stadt während des Feierabendverkehrs.

Th.: Um noch mal auf die zentralen Sätze, die wir für Sie herausgefunden haben, zurückzukommen: Da ging es ja darum, dass die Angst oft aufgetreten ist, wenn Sie sich im Stich gelassen fühlten und alles allein bewältigen wollten. Und dann auch Sorge hatten, dass Sie etwas körperlich nicht schaffen. Aber da scheint ja auch Ihre körperliche und nervliche Belastbarkeit gestärkt zu sein.

P.: Die ist gestärkt, ja. Da wollte ich den Bekannten nicht im Stich lassen, da wäscht auch eine Hand die andere.

Th.: Ah ja, da haben Sie jemand anderen nicht im Stich gelassen. Mir scheint, dass sich auf der menschlichen Ebene in Ihrem Lebensgefühl auch viel verändert hat.

P.: Das kann man sagen, ja.
Th.: Sie sind doch stärker verbunden mit anderen, auf einer guten Ebene. Wo Sie etwas für andere tun, aber andere auch etwas für Sie tun.
P.: Ich habe gelernt, das anzunehmen, das andere auch was für mich tun.
…

Hier beschreibt der Patient Veränderungen, die sich im ZBKT und damit in seinen Beziehungen entwickelt haben und erhält Anerkennung vonseiten der Therapeutin.

Therapieende wird erneut antizipiert

Die Therapeutin thematisiert erneut das Therapieende. Daran habe er gar nicht denken wollen. Der Widerstand des Patienten gegen das Abschiedsthema muss immer wieder sehr deutlich konfrontiert werden. Mit einem verständnisvollen Kommentar lädt die Therapeutin ihn ein, sich der Realität zu stellen.

Th.: Was ich wichtig für Sie finde – Sie haben ja in Ihrem Leben oft zu früh Abschied nehmen müssen, wo Sie keinen Einfluss drauf hatten. Und ein bisschen ist das ja jetzt hier auch wieder so. Die Krankenkasse spielt da eine Rolle, und Ihre Teilnahme an der Therapiestudie zur Kurzzeittherapie. Sie und Ihre Bedürfnisse finden da ja jetzt weniger Berücksichtigung.
P.: Doch, ich konnte mich da innerlich jetzt besser drauf vorbereiten, auf diesen Abschied.
Th.: Nehmen Sie denn was mit?
P.: Ja, ich nehme viel Positives mit. Und speziell mittwochs werde ich dann garantiert an unseren Termin hier denken.
…

Gemeinsamer Rückblick auf anfängliche Therapieziele

Th.: Und wenn Sie mal auf Ihre ursprünglichen Therapieziele gucken …?
P.: Da bin ich jetzt weiter als ich gedacht hätte. Am Anfang dachte ich mir – ooh, das kann sich ja ganz schön hinziehen. Weil ich dreiviertel der Zeit doch noch ganz schön am Boden war.
Th.: Da denken Sie an Ihre Ängste, die Niedergeschlagenheit …
P.: Genau. Das hat dann aber doch einen ganz schönen Ruck nach vorn gegeben.
Th.: Und was waren noch Ihre Therapieziele?
P.: Oh, jetzt nageln Sie mich fest. Ich weiß nur, dass wir unsere Ziele zu 90 % erreicht haben. Das einzige, was sich nicht völlig verändert hat, sind meine Schlafstörungen. Aber ich schlafe schon besser ein. Und den Mittagsschlaf kriege ich auch oft hin.
Th.: Naja, und dann war ja ein Therapieziel, dass sie wieder arbeiten wollten, aber eben unter anderen Voraussetzungen.
P.: Das hat bis jetzt gut geklappt.
Th.: Und dann die Konflikte im Umgang mit anderen. Dass Sie so unter Druck geraten, wenn Sie sich im Stich gelassen fühlen. Was hat sich da verändert?
P.: Ich sage mal: 70 % meiner Einstellung hat sich in dieser Sache auch zum Positiven gewandt. Ich muss da in manchen Situationen noch weiter dran arbeiten. Manche Dinge noch besser einordnen zu können und abzugrenzen – habe ich mich dem gegenüber jetzt richtig verhalten oder war ich zu

ruppig? Mehr Akzeptanz zu beweisen.

Th.: Je mehr Ihnen das gelingt, desto mehr fühlen Sie sich ja wahrscheinlich auch in Kooperation mit dem anderen.

...

P.: Ich kann nur sagen, ich gehe gestärkt hier aus dieser ganzen Sache. ... Es beflügelt mich und befriedigt mich. Aber es war eben doch auch ein weiter Weg. Das steht fest.

Der Patient kommt in seiner bilanzierenden Betrachtung seiner Entwicklung in der Therapie zu einer sehr positiven Einschätzung seiner Fortschritte auf symptomatischer und struktureller Ebene und scheint stolz auf sich zu sein.

24. Sitzung (Booster-Session I)

Th.: Wie ist es Ihnen ergangen?

P.: Mal hoch, mal runter. Arbeitsmäßig läuft es ganz gut. Ich habe zwar zum Teil mehr zu tun als meine Kollegen, aber halte mich dennoch an meine eigenen Bedingungen und übernehme mich nicht. ... Ich fahre so ganz gut.

Th.: Das finde ich sehr schön, dass Sie das fertig bringen, jetzt ruhiger die Arbeit anzugehen. Und mir kommt es so vor, als sieht man Ihnen das auch an. Sie wirken im Gesicht nicht mehr so angespannt und unter Druck.

P.: Der Blutdruck selber ist jetzt auch wunderbar. Nur der Puls ist etwas unregelmäßig. Das kann auch an dem einen Medikament liegen, bei dem das als Nebenwirkung auftritt. Aber das tangiert mich jetzt auch nicht weiter. Vor einem Jahr hätte ich dann noch gedacht: „Jetzt kannst du dich verabschieden." Ich bin da ganz ruhig, finde ich.

Th.: Das ist aber ein großer Erfolg.

P.: Ja, das finde ich auch. Ich gerate jetzt nicht mehr in Panik, so dass wir sofort losfahren müssen.

Th.: Ja, und gleichzeitig kümmern Sie sich drum, sind selbstfürsorglich ...

P.: Was mich momentan mehr belastet ist, dass mein Freund, der Krebs hat, jetzt gesagt bekommen hat, dass es keine Chance auf Heilung mehr für ihn gibt. Das hat er mir ganz ruhig erzählt und ist trotzdem noch humorvoll dabei. So nach dem Motto „Naja, wenn's denn sein soll ..., aber jetzt genieße ich mein Leben noch so gut es geht."

Th.: Das ist aber auch bewundernswert, nicht?

P.: Schon. Ich finde das traurig, dass man sieht, wie er immer weiter abbaut.

Th.: Da müssen Sie von einem Freund Abschied nehmen.

Themen von Abschied, Trennung und Verlust

P.: Ja. Vor dem Moment, da habe ich doch ganz schön Angst. Das geht mir doch ganz schön unter die Haut.

Th.: Natürlich. Das ist ja auch nichts Neurotisches, sondern ganz natürlich. So ist das Leben, leider. Wir müssen immer mal wieder auch von Freunden Abschied nehmen und es gibt solche Krankheiten. Das ist so. Das ist hart ...

P.: Das ist ne harte Pille. ... Der ist auch noch jung, seine Frau auch. Aber vielleicht ist das eine weitere Erfahrung, die ich machen muss.

Th.: Das ist sein Leben. Und Sie müssen Ihr Leben leben. Sie sehen das, Sie nehmen Anteil und Sie begleiten ihn. Ich denke, das tut ihm gut.

P.: Das sagt er auch. Er kommt zurzeit auch häufiger.

Th.: An diesem schrecklichen Schicksal können Sie nichts ändern, aber Sie tun ihm was Gutes, weil Sie ihn freundschaftlich begleiten.

P.: Das ist richtig. Aber wissen Sie, dieses Machtlose … Dass es nicht die Möglichkeit gibt, dass wir mit all dem medizinischen Fortschritt Krebs in den Griff kriegen … Naja, gut. Wenn es so kommen sollte, okay. Aber wie gesagt, dass ist ein Punkt, den ich nicht gleich wegstecke.

Th.: Sie werden das schon schaffen.

Der Patient berichtet von einer zentralen Veränderung durch die Therapie: Er sei sich selbst und auch anderen gegenüber nicht mehr so hart, er konnte von seinem Perfektionismus und überstrengen Ansprüchen Abstand gewinnen im Sinne eines milderen Über-Ichs.

Über-Ich-Milderung wird erkennbar

P.: Ich bin fairer geworden. Nicht mehr so perfektionistisch. Ich kann auch mal Fünfe gerade sein lassen. Früher konnte ich eine richtige Wildsau sein. Jetzt gebe ich den anderen Leuten, z. B. Handwerkern, auch eine Chance, etwas nachzuarbeiten.

Th.: Ich überlege gerade, wie das zu den Kernsätzen passt, die wir herausgearbeitet haben. Da hieß es „Ich wünsche mir eine ideale Welt“, da steckt ja der Perfektionismus drin. Das Hundertprozentige. „Aber anderen sind die menschlichen Schicksale egal“ und dann folgerte daraus, dass Sie sich enorm angestrengt haben, um das alleine zu schaffen.

P.: Ich muss zugeben, ich kann es nicht alleine. Es geht halt nur im Team. Ich bin zwar in meinem Beruf Einzelkämpfer, bin aber auch auf die Mithilfe der Leute aus dem Büro angewiesen und gehe auch mit denen mittlerweile anders um. Das ist ein anderer Ton geworden. Ich kann zwar deutlich werden, wenn etwas nicht rund läuft, aber es ist ein anderer Ton. Ich denke dann auch mehr: „Meine Güte, was hat der andere vielleicht gerade für einen Tag gehabt.“

Th.: Ah ja. Das klingt so, als ob Sie von Ihrem Perfektionismus ein Stück abrücken können und das ein bisschen menschlicher sehen. Sie treiben die Sache voran, aber ruhiger.

P.: Vielleicht hat sich meine Hektik auch auf andere übertragen. Dass die dachten: „Meine Güte, was will der eigentlich, will der die ganze Welt rumreißen?“

Th.: Vielleicht wollten Sie das im Grunde. Die Welt rumreißen und Ihr Schicksal rumreißen.

P.: Ja, das kann ich zugeben.

Th.: Und jetzt ist wahrscheinlich auch so eine innere Einsicht gekommen: Das können Sie nicht, da übernehmen Sie sich. Und die Angst hat ja wahrscheinlich auch mit dem Druck zu tun gehabt, unter den Sie sich selber gesetzt haben. Der einfach nicht auszuhalten war. Der Ihnen auch gesundheitlich geschadet hat. Und jetzt sind Sie weniger unter Druck. Der Blutdruck stimmt wieder.

P.: Ja, stimmt. Ich merke es auch daran: Im Winter war bei uns ein großer Baum umgefallen. Früher hätte ich das alles an einem Tag gemacht, jetzt habe ich das auf zwei Tage verteilt, die Enkel waren dabei, wir haben den zusammen zerlegt. Zwischendurch schön Kakao und Tee getrunken. Das hat mich auch nicht gestört, dass ich da eine angefangene Arbeit habe liegen lassen. Erstaunlicherweise.

Th.: Das sind ja große Fortschritte.

…

Th.: So in der Bilanz haben wir doch sehr viel erreicht, finde ich. Aber wir werden auch nicht alle Ziele hundertprozentig umgesetzt haben, es wird auch etwas offen bleiben.

Wichtige Veränderungen und Fortschritte werden von der Therapeutin als solche benannt

P.: Das beruhigt mich, dass Sie das sagen.

Th.: Das ist ja auch gar nicht zu schaffen, in so einer kurzen Therapie und das Leben bringt ja auch immer neue Probleme mit sich.

…

P.: Ich kann nicht behaupten, dass meine Angst zu 100 % besiegt ist. Deswegen bin ich dankbar, dass Sie das eben erwähnt haben. Aber dass sie mich dermaßen erdrückt, dass ich nicht tätig sein kann, das ist nicht der Fall.

Th.: Ja. Das ist jetzt in einem Ausmaß, mit dem Sie umgehen können. Kann man das so sagen?

P.: Ja, da kann ich mit umgehen. Aber wie ich es eingangs erwähnt habe, mit dem krebskranken Freund … vor dem Moment des Abschiednehmens, davor habe ich wirklich eine große Angst.

Th.: Sie hatten ja noch eine sehr viel größere Angst, als Ihre Schwiegermutter im Sterben lag. Da waren Sie ja noch in einer viel labileren Verfassung. Sie haben es aber gut verkraftet. Das kann man ja hier vielleicht auch hoffen. Ich denke, dass die Angst auch etwas damit zu tun, was der Tod für Sie bedeutet. Und dass der wirkliche Tod dann vielleicht weniger schlimm ist.

P.: Es mag ja sein, dass das für ihn dann eine Erlösung ist. Aber wie gesagt: Ich kann aber ja darüber reden. Ich hoffe, dass ich da bin, wenn es passiert.

Th.: Aber das ist ja auch ein großer Fortschritt für Sie, dass Sie so mutig sind, dass Sie dabei sein wollen und nicht ausweichen.

25. Sitzung (Booster-Session II)

Der Patient berichtet, dass bei ihm eine schwere Schlafapnoe diagnostiziert worden sei.

P.: Ich kann aber mittlerweile ganz gut damit umgehen, glaube ich. Ängste sind zwar unterschwellig da, aber das ist jetzt für mich zu verarbeiten.

Th.: Sehr gut. Dann hat die Therapie ja was gebracht.

P.: (lacht) Ja. Das wollte ich nur zu Beginn gleich mal loswerden, weil ich dachte, das ist heute ja mehr so „shake hands" und „Tschüss, das war's". Da kriege ich schon Gänsehaut.

Th.: Das fällt Ihnen ganz schwer, dieser endgültige Abschied. Ich habe noch mal drüber nachgedacht, dass man das vor dem Hintergrund Ihrer Lebensgeschichte und auch im Zusammenhang mit diesen zentralen Sätzen, die wir für Sie rausgefunden haben, gut verstehen kann. Denn da haben wir ja formuliert: „Ich wünsche mir eine heile Welt und jemanden, der ganz für mich da ist." Nun bin ich aber nur eine Weile ganz für Sie da.

Verknüpfung des ZBKTs mit der therapeutischen Beziehung

P.: Das Problem ist, dass ich zu viele Menschen in der Vergangenheit kennen gelernt habe, wo dann irgendwann der Kontakt abgerissen ist und ich frage mich oft, was die gerade so machen, wie's denen geht. Dieser Gedanke kommt immer wieder. Ich kann ja nicht alle ständig um mich scharen. Der eine oder andere kommt auch mal vorbei, aber …

Th.: Ist das nicht auch eine Sehnsucht nach guten Freunden?

P.: Ich möchte keinen Freundeskreis haben, wo sowieso nur geheuchelt wird. Da lege ich keinen Wert drauf.

Th.: Nee, echte Freunde.

P.: Wir haben ein paar Freunde, das sind echte Freunde. Trotz alledem – das waren Zeiten, die mir gefallen haben, aber dann gab es abrupte Schnitte. Das war immer alles so Hals über Kopf. … Manchmal denke ich dann noch an die Kollegen, vor allem nachts. Das ist mein Problem, das ich noch mit mir rum trage. Das andere, das haben wir glaube ich ganz gut in den Griff bekommen. Dass ich jetzt mehr im Leben stehe und realistischer über die Sachen entscheiden und nachdenken kann.

Th.: Sie wirken auch irgendwie frischer.

P.: Danke, das freut mich.

…

Th.: Als diese ganze Angstproblematik bei ihnen anfing, da fing es ja an mit einer großen Angst, dass etwas mit Ihrem Herzen nicht in Ordnung ist und Sie wohlmöglich bald sterben müssen. Und jetzt sind tatsächlich gravierendere gesundheitliche Beeinträchtigungen festgestellt worden – und Sie bleiben trotzdem im Sattel und stabil. Das ist doch 'ne tolle Sache.

P.: Da bin ich auch sehr froh drüber.

Seine Arbeitsbelastung sei gar nicht mehr so hoch. Auch mit seinen Renovierungsarbeiten sei er sehr gut vorangekommen, darüber freue er sich sehr.

Der Abschied wird besprochen und der Umgang mit der Trennung antizipiert

Th.: Dann gibt es ja eigentlich nur noch ein Problem, nicht? Das ist der Abschied von mir.

P.: Frau S., ja!

…

Th.: Ich habe überlegt, wenn Sie sagen „Ja", dass das auch was mit Ihren Sätzen zu tun hat. Denn Sie wünschen sich jemanden, der ganz für Sie da ist und das kann ich Ihnen nicht bieten. Und dann geht es ja weiter: „Aber den anderen sind menschliche Schicksale gleichgültig." Kriegen Sie da auch von mir so ein Gefühl?

Hier spricht die Therapeutin das ZBKT aktiv in Bezug auf die Übertragung an.

P.: Nein. Ich glaube nicht, dass Sie sonst bei mir angerufen hätten.

Th.: Aber das macht Ihnen zu schaffen. Was ist so schwer daran?

P.: Weiß ich nicht, dieses Abschied nehmen.

T: Das ist schwierig. Gehen Sie denn hier raus mit so einem Gefühl, dass Sie wissen, mich gibt es weiter und Sie können an mich denken und ich werde an Sie denken?
P.: Das ist freundlich, dass Sie das sagen.
Th.: So eine innere Verbindung, die kann ja bleiben. Auch wenn die regelmäßigen Treffen jetzt zu Ende sind.
P.: Ich habe in der Zeit, in der wir uns jetzt nicht gesehen haben, so manchen Tag an unsere Gespräche gedacht. Wenn es darum ging, etwas zu entscheiden oder so. Aber ich habe es weit weggeschoben, dass irgendwann dieser Tag kommt, wo es dann heißt: „Jetzt war's das!"

Offensichtlich ist der Patient an dieser Stelle blockiert, er hat vermieden, diesen Moment des Abschieds von der Therapeutin zu antizipieren, den er als Verlust fürchtet.

Vermeidung des Abschieds wird erkennbar

Th.: Wir überlegen jetzt noch mal, was Ihnen helfen kann, um diesen Abschied besser zu vertragen.
P.: Ich hatte mir vorgestellt, dass ich Sie, wenn ich Sie verabschiede, einmal in den Arm nehmen darf, ganz kurz. Und mit diesem Gefühl dann zu gehen.
Th.: Das würde Ihnen helfen? Mich mal kurz in den Arm zu nehmen?
P.: Ja, Ich bin Ihnen ja irgendwo zu Dank verpflichtet.
Th.: Ich habe noch daran gedacht, dass das für Sie vielleicht besonders schwer ist mit dem Abschied nehmen, weil Sie ja Ihre Mutter so früh verloren haben.
P.: Das auch. Also ich sehe in Ihnen jetzt nicht unbedingt den Mutterersatz. Ich sehe Sie als vollwertige, reife Frau, die weiß, was sie will und was von ihrem Handwerk versteht.

Plötzlich hat er den Mut, einen libidinösen Anteil seiner Übertragung zu benennen und überhaupt die therapeutische Beziehung anzusprechen.

Th.: Ich sehe Sie ja auch nicht als den vierjährigen Jungen. Aber das ist doch immer so, dass das, was wir in der Kindheit erlebt haben, Spuren hinterlässt.
...
Th.: Das mit dem in den Arm nehmen ist ja eigentlich nicht so üblich bei so einer Art von Beziehung.
P.: Nein. Ich habe es auch nur spontan ausgedrückt. Ich würde mir das auch nicht einfach erlauben, ich hätte Sie ja vorher gefragt.
Th.: Ja. Das ist ein Bild, das kann man ja in der Phantasie machen. Ich finde gut, dass Sie das ausgesprochen haben. Weil ich zwar denke, man muss nicht alles tun, was einem einfällt. Aber dass Sie mir das anvertrauen können und ich das auch verständnisvoll annehmen kann, das ist vielleicht wie so ein Schritt in die Richtung.

Die Abstinenz und der therapeutisch notwendige Abstand werden gewahrt, gleichzeitig regt die Therapeutin an, die (libidinösen) Nähewünsche zu akzeptieren und so auf einer symbolischen, psychischen Ebene zu leben.

Th.: Insofern können Sie jetzt inzwischen mit Ihren Stärken und Schwächen und Grenzen besser umgehen.
P.: So ist es. Ich weiß es abzuwägen und mich abzugrenzen.

5.5 Abschließende Bemerkungen

Dieses Fallbeispiel einer manualisierten psychodynamischen Kurzzeittherapie zeigt eindrucksvoll, dass selbst bei einer so schwerwiegenden Symptomatik (orientiert an den ICD-10 Kriterien: Generalisierten Angststörung, Panikstörung mit Agoraphobie sowie eine leichte depressive Episode) mit längerer Arbeitsunfähigkeit und traumatischen Trennungserfahrungen in der frühen Kindheit und im Erwachsenenleben erstaunliche therapeutische Fortschritte erreicht werden können.

In den probatorischen Sitzungen stellte die Therapeutin innerlich fest, dass sie diesem Patienten außerhalb der Studie wahrscheinlich eine analytische Psychotherapie vorgeschlagen hätte und spürte eine gewisse Skepsis, ob dieses Verfahren dem Patienten ausreichenden Halt und Raum für die Bearbeitung seiner Störung geben könne. Die konkrete Erfahrung in der konsequenten Anwendung dieses Manuals hat sie selber sehr positiv überrascht. Das ZBKT ließ sich schon sehr früh zwanglos mit wichtigen genetischen Deutungen verbinden, die der Patient fruchtbar aufnehmen konnte. Das gab ihm den Rahmen für ein dynamisches Verständnis seiner selbst, wie er so geworden war, welchen Sinn seine Symptome hatten und wie sie seine aktuellen Beziehungen beeinflussten. Er entwickelte im Laufe der Therapie ein immer tieferes Verständnis für das ZBKT, das sich im therapeutischen Prozess veränderte.

Gestärkt durch die therapeutische Beziehung überwand der Patient seine Vermeidungshaltung und machte neue Erfahrungen, die ihn mutiger machten. Im Durcharbeiten des ZBKTs spürte der Patient, dass er die Fähigkeit hat, sich zu verändern und sein Leben zu beeinflussen. Statt regressiver, infantiler Wünsche („Jemand soll ganz für mich da sein …“) wuchsen in ihm progressive Wünsche nach verantwortungsvoller Aktivität, um sich und die Welt zum Positiven zu verändern. Letztlich akzeptierte er auch, dass seine Fähigkeiten und Kräfte begrenzt sind und er sein Leben selbstfürsorglich in diesem Rahmen gestalten kann. Insofern gelang es ihm, seine Vergangenheit in die Gegenwart zu integrieren, könnte man sagen, angesichts seiner Erkenntnisse und Einsichten und gelebten Veränderungen.

Behandlungsziele wurden erreicht

Die eingangs besprochenen Behandlungsziele wurden erreicht: Der Patient wurde im Behandlungsverlauf wieder arbeitsfähig, erweiterte seinen Handlungs- und Erlebensspielraum und entwickelte auch neue Ideen, z. B. im häuslichen Umfeld, an deren Realisierung er sich voller Tatendrang wagte. Sein Leben war nicht länger von Ängsten dominiert, auch konnte der Patient mit der Diagnose einer körperlichen Erkrankung am Ende der Therapie adäquat umgehen. Eine katamnestische Befragung mehrere Jahre nach Therapieende ergab, dass sich Herr M. gut fühle und es ihm gut gehe, er gern an die Therapie zurückdenke.

Obgleich die hier dargestellte Therapie ein so erfreuliches und stabiles Behandlungsergebnis nach sich zog, ist einschränkend festzuhalten, dass eine Kurzzeittherapie selbstverständlich nicht für alle Patienten mit der beschriebenen Symptomatik ausreichend sein kann. Ausschlaggebend sind hier, wie bereits dargestellt, strukturelle Merkmale, bisheriges Funktionsniveau, Ausmaß der Chronifizierung und weitere Persönlichkeitsmerkmale der jeweiligen Person. Bei struktuell stärker beeinträchtigten Patienten oder Patienten mit ausgeprägt chronifizierter Symptomatik kann eine Langzeittherapie indiziert sein, etwa eine tiefenpsychologisch fundierte Therapie mit 50 bis 100 Sitzungen. Die SET nach Luborsky (1984) und damit auch das hier vorgelegte Behandlungsmanual können gut für eine tiefenpsychologisch fundierte Langzeittherapie adaptiert werden. Für indikationsbezogene Überlegungen zur psychoanalytischen Langzeittherapie verweisen wir auf Mertens (2000).

6 Ausblick und weiterführende Literatur

Die hier dargestellte Methode basierend auf der SET von Luborsky (1984) wurde auch für die Behandlung der Sozialen Phobie weiterentwickelt (vgl. Leichsenring et al., 2008; Leichsenring et al., 2013). Aufbauend auf Luborskys SET findet darüber hinaus gegenwärtig eine Weiterentwicklung zu einem transdiagnostischen psychodynamischen Manual für Angststörungen („unified transdiagnostic psychodynamic protocol for anxiety disorders“) statt (Leichsenring & Salzer, 2013). Ein Manual für eine geleitete internetbasierte psychodynamisch orientierte Selbsthilfe für Patienten mit Generalisierter Angststörung wurde von Andersson et al. (2012) vorgestellt.

Weiterführende Literatur zur Generalisierten Angststörung sowie zu Angststörungen

Hoffmann, S. O. (2008). *Psychodynamische Therapie von Angststörungen. Einführung und Manual für die kurz- bis mittelfristige Therapie.* Stuttgart: Schattauer.

König, K. (1981). *Angst und Persönlichkeit. Anwendungen des Konzepts vom steuernden Objekt.* Göttingen: Vandenhoeck & Ruprecht.

Leichsenring, F. & Leibing, E. (2007a). Supportive-expressive psychodynamic psychotherapy: An update. *Current Psychiatric Reviews, 3,* 57–66.

Leichsenring, F. & Leibing, E. (2007b). Psychodynamic psychotherapy: A systematic review of techniques, indications and empirical evidence. *Psychology and Psychotherapy: Theory, Research Practice, 80,* 217–228.

Mentzos, S. (1992). *Neurotische Konfliktverarbeitung*. Frankfurt am Main: Fischer.

Mentzos, S. (2001). *Angstneurose: Psychodynamische und psychotherapeutische Aspekte.* Frankfurt am Main: Fischer.

Stangier, U. & Leichsenring, F. (2008). Angststörungen. In S. Herpertz, F. Caspar & C. Mundt (Hrsg.), *Störungsorientierte Psychotherapie* (S. 291–319). München: Urban & Fischer.

7 Literatur

Ablon, J. & Jones, E. (2002). Validity of controlled cinical trials of psychotherapy: findings from the NIMH Treatment of Depression Collaborative Research Program. *American Journal of Psychiatry, 159,* 775–783. DOI: 10.1176/appi.ajp.159.5.775

Andersson, G., Paxling, B., Roch-Norlund, P., Östman, G., Norgren, A., Almlöv, J. et al. (2012). Internet-based psychodynamic versus cognitive behavioral guided self-help for generalized anxiety disorder: a randomized controlled trial. *Psychotherapy and Psychosomatics, 81,* 344–355. DOI: 10.1159/000339371

Arbeitskreis OPD (Hrsg.). (2001). *Operationalisierte Psychodynamische Diagnostik. Grundlagen und Manual.* Bern: Huber.

Arbeitskreis OPD (Hrsg.). (2009). *Operationalisierte Psychodynamische Diagnostik OPD-2. Das Manual für Diagnostik und Therapieplanung.* Bern: Huber.

Auerbach, A. H. & Luborsky, L. (1968). Accuracy of judgements of psychotherapy and the nature of the „good hour". In H. Shien, H. F. Hunt, J. P. Matarazzo & C. Savage (Eds.), *Research in psychotherapy, Vol. 3* (pp. 155–168). Washington, DC: Psychological Association.

Baldwin, D., Woods, R., Lawson, R. & Taylor, D. (2011). Efficacy of drug treatments for generalised anxiety disorder: systematic review and meta-analysis. *BMJ, 324,* 1–11. DOI: 10.1136/bmj.d1199

Barber, J. P., Connolly, M. B., Crits-Christoph, P., Gladis, L. & Siqueland, L. (2000). Alliance predicts patients' outcome beyond in-treatment change in symptoms. *Journal of Consulting and Clinical Psychology, 68,* 1027–1032. DOI: 10.1037/0022-006X.68.6.1027

Barber, J. P. & Crits-Christoph, P. (1995). *Dynamic therapies for psychiatric disorders (Axis I).* New York: Basic.

Barber, J. P. & Crits-Christoph, P. (1996). Development of a therapist adherence and competence rating scale for supportive-expressive dynamic psychotherapy: a preliminary approach. *Psychotherapy Research, 6,* 81–94. DOI: 10.1080/10503309612331331608

Barber, J. P., Crits-Christoph, P. & Luborsky, L. (1996). Effects of therapist adherence and competence on patient outcome in brief dynamic therapy. *Journal of Consulting and Clinical Psychology, 64,* 619–622. DOI: 10.1037/0022-006X.64.3.619

Barber, J. P., Luborsky, L., Gallop, R., Crits-Christoph, P., Frank, A., Weiss, R. D. et al. (2001). Therapeutic alliance as a predictor of outcome and retention in the National Institute on Drug Abuse Collaborative Cocaine Treatment Study. *Journal of Consulting and Clinical Psychology, 69,* 119–124. DOI: 10.1037/0022-006X.69.1.119

Barlow, D., Raffa, S. D. & Cohen, E. M. (2002). Psychosocial treatments for panic disorders, phobias, and generalized anxiety disorder. In P. E. Nathan & J. M. Gorman (Eds.), *A Guide to treatments that work* (pp. 301–335). New York: Oxford University Press.

Beck, A. T. (2007). *Beck Angst-Inventar (BAI).* Frankfurt am Main: Pearson Assessment & Information.

Beck, A. T. & Emery, G. (1981). *Kognitive Verhaltenstherapie bei Angst und Phobien – Eine Anleitung für Therapeuten.* Tübingen: dgvt.

Beck A. T., Epstein, N., Brown, G. & Steer, R. A. (1988). An inventory for measuring clinical anxiety: Psychometric properties. *Journal of Consulting and Clinical Psychology, 56,* 893–897.

Beck, A. T., Ward, C. & Mendelson, M. (1961). Beck Depression Inventory (BDI). *Archives of General Psychiatry, 4,* 561–571. DOI: 10.1001/archpsyc.1961.01710120031004

Behar, E., DiMarco, I. D., Hekler, E. B., Mohlman, J. & Staples, A. M. (2009). Current theoretical models of generalized anxiety disorder (GAD): conceptual review and treatment implications. *Journal of Anxiety Disorders, 23* (8), 1011–23. DOI: 10.1016/j.janxdis.2009.07.006

Beutel, M. E., Doering, S., Leichsenring, F. & Reich, G. (2010). *Psychodynamische Psychotherapie. Störungsorientierung und Manualisierung in der therapeutischen Praxis.* Göttingen: Hogrefe.

Beutler, L., Malik, M., Alomohamed, S., Harwood, T. M., Talebi, H., Noble, S. & Wong, E. (2004). Therapist variables. In M. Lambert (Ed.), *Bergin and Garfield's handbook of psychotherapy and behavior change* (pp. 227–306). New York: Wiley.

Blagys, M. & Hilsenroth, M. J. (2000). Distinctive features of short-term psychodynamic-interpersonal Psychotherapy: An empirical review of the comparative psychotherapy process literature. *Clinical Psychology: Science and Practice, 7,* 167–188.

Blanck, G. & Blanck, R. (1981). *Angewandte Ich-Psychologie.* Stuttgart: Klett-Cotta.

Borkovec, T. D. (1994). The nature, function and origins of worry. In G. C. L. Davey & F. Tallis (Eds.), *Worrying: Perspective on theory, assessment and treatment.* New York: Wiley.

Borkovec, T. D., Aclaine, O. M. & Behar, E. (2004). Avoidance theory of worry and generalized anxiety disorder. In R. Heimberg, C. Turk & D. Mennin (Eds.), *Advances in research and practice* (pp. 77–108). New York: Guilford.

Borkovec, T. D. & Inz, J. (1990). The nature of worry in Generalized Anxiety Disorder: A predominance of thought activity. *Behaviour Research and Therapy, 28* (2), 153–158. DOI: 10.1016/0005-7967(90)90027-G

Borkovec, T. D., Newman, M. G., Pincus, A. L. & Lytle, R. (2002). A component analysis of cognitive-behavioral therapy for generalized anxiety disorder and the role of interpersonal problems. *Journal of Consulting and Clinical Psychology, 70,* 288–298. DOI: 10.1037/0022-006X.70.2.288

Borkovec, T. D., Robinson, E., Pruzinzky, T. & DePree, J. A. (1983). Preliminary exploration of worry: Some 39 characteristics and processes. *Behavior Research and Therapy, 21,* 9–16. DOI: 10.1016/0005-7967(83)90121-3

Bowlby, J. (1975). *Bindung: Eine Analyse der Mutter-Kind-Beziehung*. München: Kindler.

Brown, T.A. & Barlow, D.H. (1992). Comorbidity among anxiety disorders: Implications for treatment and DSM-IV. *Journal of Consulting and Clinical Psychology, 60,* 835–844. DOI: 10.1037/0022-006X.60.6.835

Buchheim, P., Cierpka, M., Kächele, H. & Jimenez, P. (1987). Das „strukturelle Interview": Ein Beitrag zur Integration von Psychopathologie und Psychodynamik im psychiatrischen Erstgespräch. *Fundamenta Psychiatrica, 1,* 154–161.

Chambless, D.L. & Gillis, M.M. (1993). Cognitive therapy of anxiety disorders. *Journal of Consulting and Clinical Psychology, 61,* 248–260. DOI: 10.1037/0022-006X.61.2.248

Chambless, D.L. & Hollon S.D. (1998). Defining Empirically Supported Therapies. *Journal of Consulting and Clinical Psychology, 66,* 7–18. DOI: 10.1037/0022-006X.66.1.7

Chambless, D.L. & Ollendick T.H. (2001). Empirically supported psychological interventions: Controversies and evidence. *Annual Review of Psychology, 52,* 685–716. DOI: 10.1146/annurev.psych.52.1.685

Clarkin, J.F., Yeomans, F.E. & Kernberg, O.F. (1999). *Psychotherapy for borderline personality.* New York: Wiley.

Cohen, J. (1988). *Statistical power analysis for the behavioral sciences* (2nd ed.). Hillsdale, NJ: Lawrence Erlbaum Associates.

Collegium Internationale Psychiatriae Scalarum (CIPS) (Hrsg.). (1977). *Internationale Skalen für Psychiatrie.* Weinheim: Beltz Test.

Connolly, M.B., Crits-Christoph, P., Shappell, S., Barber, J.P., Luborsky, L. & Shaffer, C. (1999). Relation of transference interpretation to outcome in the early sessions of brief supportive-expressive psychotherapy. *Psychotherapy Research, 9,* 485–495.

Covin R., Ouimet A.J., Seeds, P.M. & Dozois, D.J. (2008) A meta-analysis of cognitive-behavior therapy for pathological worry among clients with GAD. *Journal of Anxiety Disorders, 22,* 108–116.

Crits-Christoph, P., Barber, J.P. & Kurcias, J. (1993). The accuracy of therapists' interpretations and the development of the therapeutic alliance. *Psychotherapy Research, 3,* 25–35. DOI: 10.1080/10503309312331333639

Crits-Christoph, P. & Connolly, M.B. (1999). Alliance and technique in short-term dynamic therapy. *Clinical Psychology Review, 6,* 687–704. DOI: 10.1016/S0272-7358(98)00079-8

Crits-Christoph, P., Connolly, M.B., Azarian, K., Crits-Christoph, K. & Shappell, S. (1996). An open trial of brief supportive-expressive psychotherapy in the treatment of generalized anxiety disorder. *Psychotherapy, 33,* 418–430. DOI: 10.1037/0033-3204.33.3.418

Crits-Christoph, P., Connolly Gibbons, M.B., Narducci, J., Schamberger, M. & Gallop, R. (2005). Interpersonal problems and the outcome of interpersonally oriented psychodynamic treatment of GAD. *Psychotherapy: Theory, Research, Practice, Training, 42,* 211–224.

Crits-Christoph, P., Cooper, A. & Luborsky, L. (1988). The accuracy of therapists' interpretations and the outcome of dynamic psychotherapy. *Journal of Consulting and Clinical Psychology, 56,* 490–495. DOI: 10.1037/0022-006X.56.4.490

Crits-Christoph, P. & Luborsky, L. (1990). Changes in CCRT pervasiveness during psychotherapy. In L. Luborsky & P. Crits-Christoph (Eds.), *Understanding transference: The CCRT method* (pp. 133–146). New York: Basic Books.

Crits-Christoph, P., Siqueland, L., Blaine, J., Frank, A., Luborsky, L., Onken, L. S., Muenz, L. R., Thase, M. E., Weiss, R. D., Gastfried, D. R., Woody, G. E., Barber, J. P., Butler, S. F., Daley, D., Salloum, I., Bishop, S., Najavits, L. M., Lis, J., Mercer, D., Griffin, M. L., Moras, K. & Beck, A. T. (1999). Psychosocial treatments for cocaine dependence: National Institute on Drug Abuse. Collaborative Cocaine Treatment Study. *Archives of General Psychiatry, 56,* 493–502.

Crits-Christoph, P., Wolf-Palacio, D., Ficher, M. & Rudick, D. (1995). Brief supportive-expressive psychodynamic therapy for generalized anxiety disorder. In J. P. Barber & P. Crits-Christoph (Eds.), *Dynamic therapies for psychiatric disorders (Axis I).* New York: Basic.

Cutler, J. L., Goldyne, A., Markowitz, J. C., Devlin, M. J. & Glick, R. A. (2004). Comparing cognitive behavior therapy, interpersonal psychotherapy, and psychodynamic psychotherapy. *American Journal of Psychiatry, 161,* 1567–1573. DOI: 10.1176/appi.ajp.161.9.1567

Dahlbender, R. W., Torres, L., Reichert, S., Stübner, S., Frevert, G. & Kächele, H. (1993). Die Praxis des Beziehungsepisoden-Interviews. *Zeitschrift für Psychosomatische Medizin und Psychoanalyse, 39,* 51–62.

De Rubeis, R. J. & Crits-Christoph, P. (1998). Empirically supported individual and group psychological treatments for adult mental disorders. *Journal of Consulting and Clinical Psychology, 66,* 37–52.

Dilling, H., Mombour, W., Schmidt, M. H. & Schulte-Markwort, E. (2000). *Internationale Klassifikation psychischer Störungen – ICD-10 Kapitel V (F). Diagnostische Kriterien für Forschung und Praxis.* Bern: Huber.

DiNardo, P., Moras, K., Barlow, D. H., Rapee, R. M. & Brown, T. A. (1993). Reliability of DSM-III-R anxiety disorder categories. Using the Anxiety Disorders Interview Schedule-Revised (ADIS-R). *Archives of General Psychiatry, 50,* 251–256.

Doering, S. & Schuessler, G. (2004) Theorie und Praxis der psychodynamischen Diagnostik: Indikationsstellung und Therapieplanung. In F. Leichsenring (Hrsg.), *Lehrbuch der analytischen und analytisch-orientierten Psychotherapie: Ausbildungsinhalte nach dem Psychotherapeutengesetz, Band 3.* München: CIP Medien.

Dugas, M. J., Gagnon, F., Ladouceur, R. & Freeston, M. H. (1998). Generalized anxiety disorder: a preliminary test of a conceptual model. *Behaviour Research and Therapy, 36,* 215–226. DOI: 10.1016/S0005-7967(97)00070-3

Durham, R. C., Murphy, T., Allan, T., Richard, K., Treliving, L. R. & Fenton, G. W. (1994). Cognitive therapy, analytic psychotherapy and anxiety management training for generalized anxiety disorder. *British Journal of Psychiatry, 165,* 315–323. DOI: 10.1192/bjp.165.3.315

Eng, W. & Heimberg, R. G. (2006). Interpersonal correlates of generalized anxiety disorder: Self versus other perception. *Journal of Anxiety Disorders, 20,* 380–387. DOI: 10.1016/j.janxdis.2005.02.005

Etkin, A., Prater, K. E., Hoeft, F. Menon, V. & Schatzberg, A. F. (2010). Failure of anterior cingulated activation and connectivity with the amygdala during im-

plicit regulation of emotional processes in generalized anxiety disorder. *American Journal of Psychiatry, 167,* 545–554. DOI: 10.1176/appi.ajp.2009.09070931
Etkin, A., Prater, K., Schatzberg, A., Menon, V. & Greicius, M. (2009). Disrupted Amygdalar Subregion Functional Connectivity and Evidence of a Compensatory Network in Generalized Anxiety Disorder. *Archives of General Psychiatry, 66* (12), 1361–1372. DOI: 10.1001/archgenpsychiatry.2009.104
Fairbairn, W. R. (1952). Psychoanalytic studies of the personality. London: Tavistock.
Foa, E. B., Franklin, M. E. & Moser, J. (2002). Context in the clinic: How well do cognitive-behavioral therapies and medications work in combination? *Biological Psychiatry, 52,* 987–997.
Freeston, M. H., Dugas, M. J. & Ladouceur, R. (1996). Thoughts, Images, Worry, and Anxiety. *Cognitive Therapy and Research, 20* (3), 265–273. DOI: 10.1007/BF02229237
Freud, S. (1894). Über die Berechtigung von der Neurasthenie einen bestimmten Symptomkomplex als „Angstneurose" abzutrennen. *Gesammelte Werke* (*Bd. 1,* S. 313–342). Frankfurt am Main: Fischer.
Freud, S. (1895). Entwurf einer Psychologie. *Gesammelte Werke.* Nachtragsband. Frankfurt am Main: Fischer.
Freud, S. (1912). Ratschläge für den Arzt bei der psychoanalytischen Behandlung. *Gesammelte Werke* (*Bd. 8,* S. 375–378). Frankfurt am Main: Fischer.
Freud, S. (1913). Zur Einleitung der Behandlung. *Gesammelte Werke* (*Bd. 8.,* S. 453–47). Frankfurt am Main: Fischer.
Freud, S. (1914). Erinnern, Wiederholen, Durcharbeiten. *Gesammelte Werke* (*Bd. 10,* S. 125–136). Frankfurt am Main: Fischer.
Freud, S. (1919). Wege der psychoanalytischen Therapie. *Gesammelte Werke* (*Bd. 12,* S. 183–194). Frankfurt am Main: Fischer.
Freud, S. (1926). Hemmung, Symptom und Angst. *Gesammelte Werke* (*Bd. 14,* S. 111–205). Frankfurt am Main: Fischer.
Gabbard, G. O. (2000). *Psychodynamic Psychiatry in Clinical Practice* (3rd ed.). Washington DC: American Psychiatric Press.
Gabbard, G. O. & Westen, D. (2003). Rethinking therapeutic action. *International Journal of Psychoanalysis, 84,* 823–841. DOI: 10.1516/N4T0-4D5G-NNPL-H7NL
Greenblatt, D. J., Shader, R. I. & Abernathy, D. R. (1993). Drug therapy: Current status of benzodiazepines (second of two parts). *New England Journal of Medicine, 309,* 410–416.
Greenson, R. R. (1981). *Technik und Praxis der Psychoanalyse.* Stuttgart: Klett-Cotta.
Hager, W., Leichsenring, F. & Schiffler, A. (1999). Evaluationsparadigmen. Zur Bedeutung der Unterscheidung von vergleichenden und isolierten Evaluationen in der Psychotherapieforschung. *Psychotherapeut, 44,* 234–240.
Hager, W., Leichsenring, F. & Schiffler, A. (2000). Wann ermöglicht eine Therapiestudie direkte Wirkungsvergleiche zwischen verschiedenen Therapieformen? *Psychotherapie, Psychosomatik, Medizinische Psychologie, 50,* 51–62.
Hamilton, M.A. (1959). The assessment of anxiety status by rating. *British Journal of Medical Psychology, 32,* 50–55. DOI: 10.1111/j.2044-8341.1959.tb00467.x

Hartmann, H. (1964). *Essays on ego psychology*. NewYork: International Universities Press.

Heigl-Evers, A. & Streeck, U. (1985). Psychoanalytisch-interaktionelle Therapie. *Psychotherapie, Psychosomatik, Medizinische Psychologie, 35,* 176–182.

Hettema, J. M., Prescott, C. A. & Kendler, K. S. (2001). A population-based twin study of generalized anxiety disorder in men and women. *Journal of Nervous and Mental Disease, 189,* 413–430. DOI: 10.1097/00005053-200107000-00001

Hettema, J. M., Prescott, C. A. & Kendler, K. S. (2004). Genetic and environmental sources of covariation between generalized anxiety disorder and neuroticism. *American Journal of Psychiatry, 161,* 1581–7. DOI: 10.1176/appi.ajp.161.9.1581

Hoglend, P. (1993). Suitability for brief dynamic psychotherapy: Psychodynamic variables as predictors of outcome. *Acta Psychiatrica Scandinavia, 88,* 104–110. DOI: 10.1111/j.1600-0447.1993.tb03422.x

Hoglend, P., Amlo, S., Marble, A., Bogwald, K. P., Sorbye, O., Sjaastad, M. C. & Heyerdahl, O. (2006). Analysis of the patient-therapist relationship in dynamic psychotherapy: an experimental study of transference interpretations. *American Journal of Psychiatry, 163,* 1667–1669. DOI: 10.1176/appi.ajp.163.10.1739

Hoglend, P. & Piper, W. E. (1995). Focal adherence in brief dynamic psychotherapy: A comparison of findings from two independent studies. *Psychotherapy Research, 32,* 618–628.

Horowitz, L. M., Alden, L. E., Wiggins, J. S. & Pincus, A. L. (2000). *Inventory of interpersonal problems manual.* San Antonio, TX: Psychological Cooperation.

Horowitz, M. J. (1986). *Stress response syndromes*. Northvale, NY: Jason Aronson.

Horvath, A. O. (2005). The therapeutic relationship, research and theory. An introduction to the special issue. *Psychotherapy Research, 15,* 3–7.

Horvath, A. O., Del Re, C., Flückiger, C. & Symonds, D. (2011). Alliance in individual psychotherapy. *Psychotherapy, 48,* 9–16. doi:10.1037/a0022186 DOI: 10.1037/a0022186

Howard, K. I., Lueger, R. J., Maling, M. S. & Martinovich, Z. (1993). A phase model of psychotherapy outcome: Causal mediation of change. *Journal of Consulting and Clinical Psychology, 61,* 678–685. DOI: 10.1037/0022-006X.61.4.678

Howard, K. I., Kopta, S. M., Krause, M. S. & Orlinsky, D. E. (1986). The dose-effect relationship in psychotherapy. *The American psychologist, 41,* 159–164. DOI: 10.1037/0003-066X.41.2.159

Hoyer, J. & Becker, E. S. (2000). Verhaltenstherapie des Sich-Sorgens und Grübelns. *Verhaltenstherapie und Psychosoziale Praxis, 32,* 213–222.

Hoyer, J., Becker, E. S. & Roth, W. T. (2001). Characteristics of worry in GAD patients, social phobics and controls. *Depression and Anxiety, 13,* 89–96. DOI: 10.1002/da.1021

Kalueff, A. V. & Nutt, D. J. (2007). Role of GABA in anxiety and depression. *Depression and Anxiety, 24,* 495–517. DOI: 10.1002/da.20262

Kernberg, O. F. (1983). *Borderline-Störungen und pathologischer Narzißmus.* Frankfurt am Main: Suhrkamp.

Kernberg, O. F. (1988). *Schwere Persönlichkeitsstörungen. Theorie, Diagnose, Behandlungsstrategien.* Stuttgart: Klett-Cotta.

Kessler, R. C., Berglund, R. A., Bruce, M. L., Koch, J. R., Laska, E. M., Leaf, P. J. et al. (2001). The prevalence and correlates of untreated serious mental illness. *Health Service Research, 36,* 987–1007.

Klein, M. (1952). Notes on some schizoid mechanisms. In J. Riviere (Ed.), *Developments in psychoanalysis* (pp. 292–320). London: Hogarth. (Original erschienen 1946)

Knijink, D. Z., Blanco, C., Salum, G. A., Moraes, C. U., Monbach, C., Almeida, E. et al. (2008). A pilot study of clonazepam versus psychodynamic group therapy plus clonazepam in the treatment of generalized social anxiety disorder. *European Psychiatry, 23,* 567–574. DOI: 10.1016/j.eurpsy.2008.05.004

König, K. (1981). *Angst und Persönlichkeit. Anwendungen des Konzepts vom steuernden Objekt.* Göttingen: Vandenhoeck & Ruprecht.

Kohut, H. (1973). *Die Heilung des Selbst.* Frankfurt am Main: Suhrkamp.

Kohut, H. (1977). *The restoration of the self.* New York: International Universities Press.

Kopta, S. M., Howard, K. I., Lowry, J. L. & Beutler, L. E. (1994). Patterns of symptomatic recovery in psychotherapy. *Journal of Consulting and Clinical Psychology, 62,* 1009–1016. DOI: 10.1037/0022-006X.62.5.1009

Laux, L., Glanzmann, O., Schaffner, P. & Spielberger, C. D. (1981). *Das State-Trait-Angstinventar (STAI).* Weinheim: Beltz Test.

Leibing, E., Winkelbach, C. & Leichsenring, F. (2003). Die generalisierte Angststörung. Darstellung eines kognitiv-behavioralen Behandlungsmanuals. *Verhaltenstherapie und psychosoziale Praxis, 35,* 517–529.

Leichsenring, F., Beutel, M. & Leibing, E. (2008). Psychoanalytisch-orientierte Fokaltherapie der sozialen Phobie. *Psychotherapeut, 53,* 185–197. DOI: 10.1007/s00278-007-0573-7

Leichsenring, F. & Leibing, E. (2007a). Supportive-expressive psychodynamic psychotherapy: An update. *Current Psychiatric Reviews, 3,* 57–66.

Leichsenring, F. & Leibing, E. (2007b). Psychodynamic psychotherapy: A systematic review of techniques, indications and empirical evidence. *Psychology and Psychotherapy: Theory, Research Practice, 80,* 217–228.

Leichsenring, F., Masuhr, O., Jaeger, U., Dally, A. & Streeck, U. (2010). The effectiveness of psychoanalytic-interactional psychotherapy (PIP) in borderline personality disorder. *Bulletin of the Menninger Clinic, 74,* 206–218. DOI: 10.1521/bumc.2010.74.3.206

Leichsenring, F. & Salzer, S. (2013). *Transdiagnostic psychodynamic therapy for anxiety disorders – towards an evidence-based unified protocol.* Manuscript under review.

Leichsenring, F., Salzer, S., Beutel, M. E., Herpertz, S., Hiller, H., Hoyer, J. et al. (2013). Psychodynamic therapy and cognitive therapy in social anxiety disorder – a multi-center randomized controlled trial. *American Journal of Psychiatry, 170,* 759–767. DOI: 10.1176/appi.ajp.2013.12081125.

Leichsenring, F., Salzer, S., Jager, U., Kächele, U., Kreische, R., Leweke, F. et al. (2009). Short-term psychodynamic psychotherapy and cognitive-behavioral therapy in generalized anxiety disorder: A randomized controlled trial. *American Journal of Psychiatry, 166,* 875–881. DOI: 10.1176/appi.ajp.2009.09030441

Leichsenring, F., Salzer, S. & Leibing, E. (2009). Letter to the editor. *American Journal of Psychiatry, 166,* 1411–1412.

Leichsenring, F., Salzer, S. & Leibing, E. (2010). Letter to the Editor. *American Journal of Psychiatry, 167,* 104–105.

Leichsenring, F., Winkelbach, C. & Leibing, E. (2002). Die generalisierte Angststörung. Krankheitsbild, Diagnostik, Therapie. *Zeitschrift für Psychosomatische Medizin und Psychotherapie, 48,* 235–255.

Leichsenring, F., Winkelbach, C. & Leibing, E. (2005). Psychoanalytisch orientierte Fokaltherapie der Generalisierten Angststörung – ein Manual. *Psychotherapeut, 50,* 258–364. DOI: 10.1007/s00278-005-0419-0

Levine, F. & Luborsky, L. (1981). The core conflictual relationship theme method: A demonstration of reliable clinical inferences by the method of mismatched cases. In S. Tutman, C. Kaye & M. Zimmermann (Eds.), *Object and self: A developmental approach* (pp. 501–526). New York: International University Press.

Lieb, R., Becker, E. & Altamura, C. (2005). The epidemiology of generalized anxiety disorder in Europe. *European Neuropsychopharmacology, 15,* 445–452. DOI: 10.1016/j.euroneuro.2005.04.010

Linden, M., Zubraegel, D., Baer, T., Franke, U. & Schlattmann, P. (2005). Efficacy of cognitive behaviour therapy in generalized anxiety disorders. Results of a controlled clinical trial (Berlin cognitive-behavior therapy-GAD Study). *Psychotherapy and Psychosomatics, 74,* 36–42. DOI: 10.1159/000082025

Luborsky, L. (1976). Helping alliances in psychotherapy: The groundwork for a study of their relationship to its outcome. In J. L. Claghorn (Ed.), *Successful psychotherapy* (pp. 92–116). New York: Brunner & Mazel.

Luborsky, L. (1984). *Principles of psychoanalytic psychotherapy: A manual for supportive-expressive treatment.* New York: Basic Books.

Luborsky, L. (1990). The relationship anecdotes paradigm (RAP) interview as a versatile source of narratives. In L. Luborsky & P. Crits-Christoph, *Understanding Transference. The CCRT Method* (pp. 102–113). New York: Basic Books.

Luborsky, L. (1995). *Einführung in die analytische Psychotherapie: Ein Lehrbuch.* Göttingen: Vandenhoeck & Ruprecht.

Luborsky, L., Woody, G. E., McLellan, A. T. & Rosenzweig, J. (1982). Can independent judges recognize different psychotherapies? An experiment with manual-guided therapies. *Journal of Consulting and Clinical Psychology, 30,* 49–62. DOI: 10.1037/0022-006X.50.1.49

Margraf, J., Schneider, S. & Ehlers, A. (1991). *Diagnostisches Interview bei psychischen Störungen (DIPS).* Berlin: Springer.

McCullough, L., Kuhn, N., Andrews, S., Kaplan, A., Wolf, J. & Hurley, C. L. (2003). *Treating affect phobia. A manual for short-term dynamic psychotherapy.* New York: Guilford.

Mentzos, S. (1992). *Neurotische Konfliktverarbeitung.* Frankfurt am Main: Fischer.

Mertens, W. (2000). *Einführung in die psychoanalytische Therapie. Band 1.* Stuttgart: Kohlhammer.

Messer, S. (2001). What makes brief psychodynamic therapy time efficient. *Journal of Clinical Psychology, 8,* 5–22.

Messer, S. B., Tishby, O. & Spillman, A. (1992). Taking context seriously in psychotherapy research: Relating therapist interventions to patient progress in brief psychodynamic therapy. *Journal of Consulting and Clinical Psychology, 60,* 678–688. DOI: 10.1037/0022-006X.60.5.678

Messer, S.B. & Warren, C.S. (1995). *Models of brief psychodynamic therapy: A comparative approach.* New York: Guilford.

Meyer, T.J., Miller, M.L., Metzger, R.L. & Borkovec, T.D. (1990). Development and validaton of the Penn State Worry Questionnaire. *Behavior Research and Therapy, 28,* 487–495. DOI: 10.1016/0005-7967(90)90135-6

Miller, L.A., Taber, K.H., Gabbard, G.O. & Hurley, R.A. (2005). Neural underpinnings of fear and ist modulation, Implications for anxiety disorders. *Journal of Neuropsychiatry and Clinical Neurosciences, 17,* 1–5. DOI: 10.1176/appi.neuropsych.17.1.1

Milrod, B., Busch, F., Cooper, A. & Shapiro, T. (1997). *Manual of Panic-Focused Psychodynamic Psychotherapy.* Washington, DC: American Psychiatric Press.

Milrod, B., Leon, A.C., Busch, F., Rudden, M., Schwalberg, M., Clarkin, J. et al. (2007). A randomized controlled clinical trial of psychoanalytic psychotherapy for panic disorder. *American Journal of Psychiatry, 164,* 265–272. DOI: 10.1176/appi.ajp.164.2.265

Mitte, K. (2005). Meta-analysis of cognitive-behavioral treatments for generalized anxiety disorder: a comparison with pharmacotherapy. *Psychological Bulletin, 131* (5), 785–795. DOI: 10.1037/0033-2909.131.5.785

Nikolaus, S., Antke, C., Beu, M. & Muller, H.W. (2010). Cortical GABA, striatal dopamine and midbrain serotonin as the key players in compulsive and anxiety disorders – results from *in vivo* imaging studies. *Review in the Neurosciences, 21,* 119–139. DOI: 10.1515/REVNEURO.2010.21.2.119

Nutt, D.J. (2001). Neurobiological mechanisms in generalized anxiety disorder. *Journal of Clinical Psychiatry, 62* (Suppl. 11), 22–27.

Ogrodniczuk, J.S. & Piper, W.E. (1999). Use of transference interpretations in dynamically oriented individual psychotherapy for patients with personality disorders. *Journal of Personality Disorders, 13,* 297–311. DOI: 10.1521/pedi.1999.13.4.297

Ogrodniczuk, J.S., Piper, W.E., Joyce, A.S. & McCallum, M. (1999). Transference interpretations in short-term dynamic psychotherapy. *Journal of Nervous and Mental Disease, 187,* 572–579. DOI: 10.1097/00005053-199909000-00007

Otto, M.W., Smits, J.A.J. & Reese, H.E. (2005). Combined psychotherapy and pharmacotherapy for mood and anxiety disorders in adults: Review and analysis. *Clinical Psychology – Science and Practice, 12* (1), 72–78. DOI: 10.1093/clipsy.bpi009

Paulesu, E., Sambugaro, E., Torti, T., Danelli, L., Ferri, F., Scialfa, G. et al. (2010). Neural correlates of worry in generalized anxiety disorder and in normal controls: a functional MRI study. *Psychological Medicine, 40,* 117–124. DOI: 10.1017/S0033291709005649

Piper, W.E., McCallum, M., Joyce, A.S. & Ogrodniczuk, J. (2001). Patient personality and time-limited group psychotherapy for complicated grief. *International Journal of Group Psychotherapy, 51,* 525–552. DOI: 10.1521/ijgp.51.4.525.51307

Piper, W.E., Ogrodniczuk, J.S., Joyce, A.S., McCallum, M., Rosie, J.S., O'Kelly, J.G. & Steinberg, P.I. (1999). Prediction of dropping out in time-limited, interpretive individual psychotherapy. *Psychotherapy, 36,* 114–122. DOI: 10.1037/h0087787

Piper, W.E., Ogrodniczuk, J.S., McCallum, M., Joyce, A.S. & Rosie, J.S. (2003). Expression of affect as a mediator of the relationship between quality of object relations and group therapy outcome for patients with complicated grief. *Journal of Consulting and Clinical Psychology, 71,* 664–671. DOI: 10.1037/0022-006X.71.4.664

Racker, H. (1970). *Übertragung und Gegenübertragung.* München: Ernst Reinhardt.

Ravindran, L.N. & Stein, M.B. (2010). The Pharmacologic Treatment of Anxiety Disorders: A Review of Progress. *Journal of Clinical Psychiatry, 71* (7), 839–854. DOI: 10.4088/JCP.10r06218blu

Rickels, K. & Rynn, M.A. (2001). What is Generalized Anxiety Disorder? *Journal of Clinical Psychiatry, 62,* 4–12.

Rickels, K., Schweizer, E. & Lucki, I. (1987). Benzodiazepine side effects. In R.E. Hales & A.J. Frances (Eds.), *American Psychiatric Association Annual Review* (*Vol. 6*, pp. 781–801). Washington, DC: American Psychiatric Press.

Rudolf, G. (2004). *Strukturbezogene Psychotherapie. Leitfaden zur psychodynamischen Therapie struktureller Störungen.* Stuttgart: Schattauer.

Rudolf, G. & Grande, T. (2006). Fokusbezogene psychodynamische Psychotherapie. Ein OPD-bezogener Leitfaden. *Psychotherapeut, 51,* 276–289.

Salzer, S., Pincus, A.L., Hoyer, J., Kreische, R., Leichsenring, F. & Leibing, E. (2008). Interpersonal Subtypes Within Generalized Anxiety Disorder. *Journal of Personality Assessment, 90,* 292–299. DOI: 10.1080/00223890701885076

Salzer, S., Pincus, A.L., Winkelbach, C., Leichsenring, F. & Leibing, E. (2011). Interpersonal subtypes and change of interpersonal problems in the treatment of patients with generalized anxiety disorder: a pilot study. *Psychotherapy: Theory, Research, Practice & Training, 48* (3), 304–310.

Salzer, S., Winkelbach, C., Leweke, F., Leibing, E. & Leichsenring, F. (2011). Long-term effects of short-term psychodynamic psychotherapy and cognitive-behavioral therapy in generalized anxiety disorder: 12-month follow-up. *Canadian Journal of Psychiatry, 56, 8,* 503–508.

Saß, H., Wittchen, H.-U., Zaudig, M. & Houben, I. (2003). *Diagnostisches und Statistisches Manual Psychischer Störungen – Textrevision – DSM-IV-TR.* Göttingen: Hogrefe.

Schienle, A., Hettema, J.M., Caceda, R. & Nemeroff, C.B. (2011). Neurobiology and genetics of generalized anxiety disorder. *Psychiatric Annuals, 41,* 113–123.

Schlesinger, H. (1969). Diagnosis and prescription for psychotherapy. *Bulletin of the Menninger Clinic, 33,* 269–78.

Schneider, S. & Margraf, J. (Hrsg.). (2011). *Diagnostisches Interview bei psychischen Störungen (DIPS)* (4. Aufl.). Berlin: Springer.

Smith, M.L., Glass, G.V. & Miller, T.J. (1980). *The benefits of psychotherapy.* Baltimore: John Hopkins University Press.

Spielberger, C.D., Gorsuch, R.C. & Lushene, R.E. (1970). *Manual for the State Trait Anxiety Inventory.* Palo Alto, CA: Consulting Psychologists Press.

Stangier, U. & Leichsenring, F. (2008). Angststörungen. In S. Herpertz, F. Caspar & C. Mundt (Hrsg.), *Störungsorientierte Psychotherapie* (S. 291–319). München: Urban & Fischer.

Starcevic, V. & Portman, M. E. (2013). The status quo as a good outcome: How the DSM-5 diagnostic criteria for generalized anxiety disorder remained unchanged from the DSM-IV criteria. *Australian & New Zealand Journal of Psychiatry, 00(0) 1–3,* September 11. DOI: 10.1177/0004867413503719

Stiles, W. B., Agnew-Davis, R., Hardy, G. E., Barkham, M. & Shapiro, D. A. (1998). Relations of the alliance with psychotherapy outcome: Findings in the second Sheffield Psychotherapy Project. *Journal of Consulting and Clinical Psychology, 66,* 791–802. DOI: 10.1037/0022-006X.66.5.791

Streeck, U. (2006). Psychoanalytisch-interaktionelle Therapie. In C. Reimer & U. Rüger (Hrsg.), *Psychodynamische Psychotherapien. Lehrbuch der tiefenpsychologisch fundierten Psychotherapieverfahren* (S. 108–135). Heidelberg: Springer.

Streeck, U. & Leichsenring, F. (2009). *Handbuch psychoanalytisch-interaktioneller Therapie: Zur Behandlung von Patienten mit strukturellen Störungen und schweren Persönlichkeitsstörungen.* Göttingen: Vandenhoeck & Ruprecht.

Strupp, H. H. & Binder, J. L. (1993). *Kurzpsychotherapie.* Stuttgart: Klett-Cotta.

Subic-Wrana, C., Milrod, B. & Beutel, M. E. (2012). *Panikfokussierte Psychodynamische Psychotherapie.* Göttingen: Hogrefe.

Wallerstein, R. S. (1989). The psychotherapy research project of the Menninger Foundation: an overview. *Journal of Consulting and Clinical Psychology, 57,* 195–205.

Wallerstein, R. S., Robbins, L., Sargent, H. & Luborsky, L. (1956). The psychotherapy research project of the Menninger Foundation: Rationale, method and sample use. *Bulletin of the Menninger Clinic, 20,* 221–280.

Weiss, J. & Sampson, H. (1984). *The pychotherapeutic process.* New York: Guilford.

Wells, A. (2005). The Metacognitive Model of GAD: Assessment of Meta-Worry and Relationship with DSM-IV Generalized Anxiety Disorder. *Cognitive Therapy and Research, 29* (1), 107–121. DOI: 10.1007/s10608-005-1652-0

Wiborg, I. M. & Dahl, A. A. (1996). Does brief dynamic psychotherapy reduce the relapse rate of panic disorder? *Archives of General Psychiatry, 53,* 689–694.

Wittchen, H.-U. (2002). Generalized anxiety disorder: prevalence, burden, and costs to society. *Depression and Anxiety, 16,* 162–171. DOI: 10.1002/da.10065

Wittchen, H.-U. & Hoyer, J. (2001). Generalized anxiety disorder: Nature and course. *Journal of Clinical Psychiatry, 62* (Suppl. 11), 15–19.

Wittchen, H.-U:, Zaudig, M. & Fydrich, T. (1997). *SKID. Strukturiertes Klinisches Interview für DSM-IV. Achse I und II.* Göttingen: Hogrefe.

Wittchen, H.-U., Zhao, S., Kessler, R. C. & Eaton, W. W. (1994). DSM-III-R generalized anxiety disorder in the national comorbidity survey. *Archives of General Psychiatry, 51,* 335–364. DOI: 10.1001/archpsyc.1994.03950050015002

Woods, J. H., Katz, J. L. & Winger, G. (1992). Benzodiazepines: Use, abuse, and consequences. *Pharmacology Review, 44,* 151–347.

Zerbe, K. J. (1990). Through the storm: psychoanalytic theory in the psychotherapy of the anxiety disorders. *Bulletin of the Menninger Clinic, 54,* 171–83.

Zigmond, A. S. & Snaith, R. P. (1983). The hospital anxiety and depression scale. *Acta Psychiatrica Scandinavica, 67,* 361–370. DOI: 10.1111/j.1600-0447.1983.tb09716.x

Anhang

Checkliste für Interventionen	
Kreuzen Sie nach jeder Sitzung an, welche Interventionen Sie verwendet haben. Natürlich muss nicht in jeder Sitzung jede Intervention verwendet werden.	
Patient: ____________ **Sitzung:** ______ **Datum:** __________	
1. Klären Sie über Störung und Behandlung auf.	☐
2. Etablieren Sie eine sichere therapeutische Allianz.	☐
3. Vereinbaren Sie realistische Ziele (Symptome und Beziehungen).	☐
4. Erarbeiten Sie das zugrunde liegende ZBKT.	☐
5. Stellen Sie einen Zusammenhang her zwischen den Angstsymptomen und dem ZBKT.	☐
6. Arbeiten Sie das ZBKT in verschiedenen Beziehungen durch.	☐
7. Besprechen Sie die Arbeit am ZBKT in Ihrer Supervisions- oder Intervisionsgruppe.	☐
8. Ziehen Sie zur Halbzeit Bilanz.	☐
9. Bereiten Sie rechtzeitig das Ende der Therapie vor.	☐
10. Bauen Sie Booster-Sessions ein.	☐